ESSEN UND TRINKEN IM SÄUGLINGSALTER

Ernährungswissenschafterin
und Stillberaterin
Mag. Ingeborg Hanreich

8. überarbeitete Auflage

Hanreich
Lesen, was gut tut!

Wichtiger Hinweis:

Die Empfehlungen dieses Buches entsprechen den aktuellen ernährungswissenschaftlichen und medizinischen Kenntnissen bei Fertigstellung des Werkes. Es basiert auf aktuellen Empfehlungen der WHO, des Forschungsinstitutes für Kinderernährung Dortmund und der Empfehlungen der deutschsprachigen Ernährungsgesellschaften, auf den österr. Beikostempfehlungen sowie auf wissenschaftlichen Untersuchungen.

Wissenschaft ist jedoch immer im Fluss! Dadurch kommt es zu abweichenden Meinungen einzelner Wissenschafter und Wissenschafterinnen. In Zweifelsfällen sprechen Sie bitte immer mit Ihrer Ärztin oder einer Ernährungswissenschafterin.

Jede Leserin, jeder Leser ist für das eigene Tun und Lassen selbst verantwortlich. Weder Autorin noch Verlag können für eventuelle Nachteile oder Schäden, die aus praktischen Hinweisen des Buches resultieren, eine Haftung übernehmen.

Noch ein Hinweis:

Bitte haben Sie Verständnis dafür, dass aus Platzgründen im Text nur von Ihrer Ärztin gesprochen wird und dabei gedanklich auch Ihr Arzt einbezogen ist. Und die Bezeichnungen Stillberaterinnen, Mütter- und Väterberaterinnen, Ernährungswissenschafterinnen und Diaetologinnen (Diätassistentinnen) verwendet werden, ohne die männlichen Kollegen ausschließen zu wollen.

Text: Mag. Ingeborg Hanreich
Wiss. Beirat: Dr. Evelyn Spivey-Krobath
Dipl. oec.troph. Britta Macho
Dipl. oec.troph. Ehrentraud Hansen
Grafik und Layout: Gerlinde Cathrin Antolkovich, Ingeborg Hanreich
Foto: Karl Grabherr – www.karlgrabherr.at, Andrea Jungwirth – www.einfachgesagt.com
Zauberhut – www.fotolia.de
Film und Druck: FINIDR, s.r.o., Tschechien

1. Auflage 1994 unter dem Titel „Handbuch Säuglingsernährung – Essen und Trinken im ersten Lebensjahr"
8. überarbeitete Auflage 2014 © by Verlag Ingeborg Hanreich, Wien

ISBN 978-3-901518-33-1

Verlag und Vertrieb: Mag. Ingeborg Hanreich, Esterhazygasse 7/2,
A-1060 Wien | Tel.: (+43 1) 504 28 29-1 | Fax: (+43 1) 504 28 29-4
E-Mail: bestellung@hanreich-verlag.at | Internet: www.hanreich-verlag.at

Meiner Mutter,
einer großartigen Frau, die mich mit ihrer Liebe genährt hat,

und allen Müttern, Vätern und Großeltern,
die mich durch ihre Fragen nach Antworten suchen ließen.

*Hier ist Platz für
ein Foto Ihres Kindes mit
seiner ersten Beikost.*

*„Mmmm, so gut schmeckt es mir
beim ersten Mal!“*

INHALT

GESCHICHTE DES BUCHES

Die Idee zu meinem Buch entstammt einem Gespräch mit Dipl. oec.troph. Britta Macho und Dr. Evelyn Spivey-Krobath. Ihnen gilt mein besonderer Dank. Dieses Buch ist aber unter Mithilfe vieler Personen entstanden.

Ein herzliches Danke an Dkfm. Lotte Hanreich, Boris Hanreich, Bernd Hagg, Mag. Gerlinde Härting, Mag. Elisabeth Illnar, Mag. Ulrike Luftensteiner, Ulrike Sarang (LLL), Hertha Deutsch, Mag. Christine Schober, Ann Anders für das Lektorat der 1. Auflage, den Kolleginnen bei den einzelnen Herstellern von Säuglingsnahrungen für die Informationen, Lilly, Bernhard, Birgit, Ami und all meinen Freunden für die unterstützenden Gespräche sowie meinem Vater, Dipl. Ing. Georg Hanreich, für dessen ideelle und finanzielle Unterstützung beim Druck der 1. Auflage.

Zwanzig Jahre später

Das Buch ist mittlerweile an Umfang gewachsen! Ein ganz herzliches Dankeschön an alle Mütter, Väter, Großmütter und Großväter sowie an alle Elternberaterinnen, Hebammen, Stillberaterinnen, Ernährungsfachkräfte und Ärzte für die vielen Anregungen und Anfragen der letzten Jahre.

Ein besonderer Dank gilt Dipl. oec. troph. Ehrentraud Hansen, Dr. Gudrun von der Ohe, IBCLC und Dipl. oec.troph. Ellen Drescher, IBCLC, Sonja Schär, Mütter- und Väterberaterin, und den Beraterinnen der Schweizer La Leche Liga.

Viele Briefe von LeserInnen wurden von aufmunternden Zeilen bzw. Kinderfotos begleitet, worüber wir uns sehr gefreut haben. Danke!

Seit der 6. Auflage erstrahlt das Buch in neuem Design. Ein großer Dank gilt daher auch den beiden Fotografen, Karl Grabherr und Andrea Jungwirth, sowie meiner Grafikerin Gerlinde Cathrin Antolkovich und unserem Model Oskar. Sie alle haben maßgeblich zum neuen Outfit beigetragen.

Seit 2010 erhielt das Buch als Ergänzungs-Band eine Gläschen-Übersicht, die die Marktsituation der drei Länder Österreich, Deutschland und der Schweiz zusammenfasst und eine aktuelle Einkaufshilfe bietet.

In der 8. Auflage habe ich den Kerntext den neuen Beikostempfehlungen angepasst und – soweit platzmäßig möglich – neue Methoden berücksichtigt und behandelt.

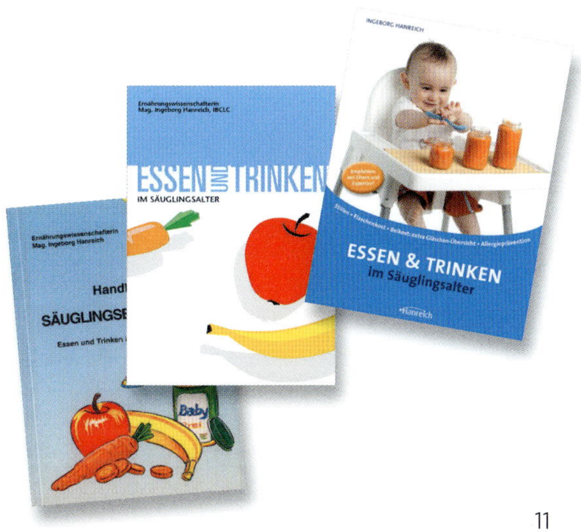

Willkommen!

Herzlich willkommen, Kleines!
Ich wünsche Ihrem Kind alles Gute für seinen Lebensweg. Der Anfang ist gemacht, alle Wege stehen offen! Auch für Sie als Mutter oder Vater beginnt ein neuer Lebensabschnitt voller glücklicher Momente, aber auch voll neuer Anforderungen.

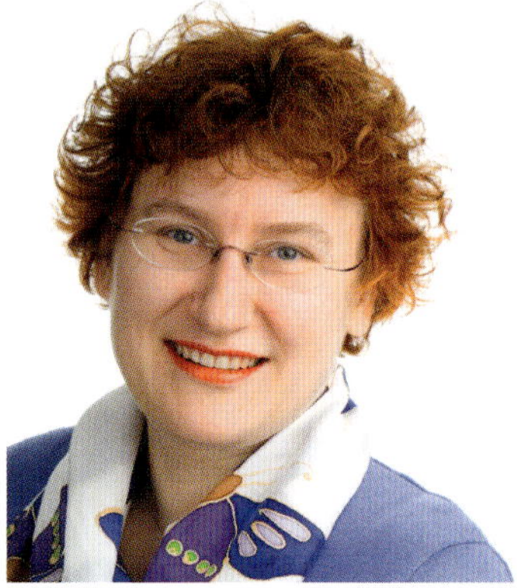

Mag. Ingeborg Hanreich
Ernährungswissenschafterin und Stillberaterin

Bei Ihrem ersten Baby werden Sie mit einer Menge an Informationen, Probepackungen, Werbeprospekten und „guten Ratschlägen“ überhäuft.
BLW oder Beikostplan – auch die Methoden sind widersprüchlich und lassen viele Fragen offen. Woran soll man sich also orientieren?

Die Ernährung des Kindes im 1. Lebensjahr legt den Grundstein zur späteren Gesundheit. Reagiert doch das Baby, dessen Verdauung und Abwehrkräfte noch nicht ganz entwickelt sind, so empfindlich auf Fehler.
Immer wieder tauchte daher die Frage bei den Eltern auf: *„Gibt es denn nichts Einfaches, das ich über die Ernährung meines Kindes lesen kann?“*
So ist dieses Buch entstanden, das viele, häufig wiederkehrende Fragen beantwortet und einen Ernährungsleitfaden durch das 1. Lebensjahr darstellt.

Die Leserinnen und Leser der vorangegangenen Auflagen haben viele praxisnahe Tipps beigesteuert. Daher sind sicherlich viele Anregungen enthalten, die Sie in die Praxis umsetzen können.

Da der Inhalt nach den Bereichen Stillen, Flaschennahrung und Beikost (inkl. Allergieprävention) gegliedert ist, werden manche Themen (z. B. Schadstoffe) in mehreren Kapiteln behandelt.

Das Symbol „☞“ im Text signalisiert, dass Sie im Stichwortverzeichnis Querverweise zu weiteren Informationen finden.
Der Anhang beinhaltet ein umfangreiches Adressverzeichnis und ein Verzeichnis mit weiterführender Literatur.

Viel Freude beim Lesen und Umsetzen des neu erworbenen Wissens!

Ihre

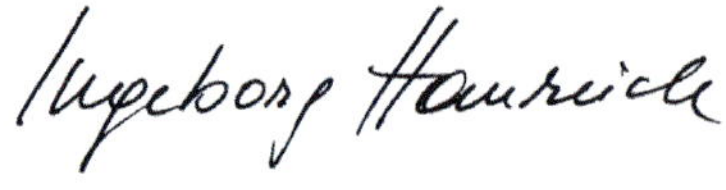

Kleiner Mensch – noch nicht ganz fertig

So winzig sehen sie aus diese neuen Menschen, die – oh Wunder – aus dem Bauch kommen. Man kann nur staunen, dass alles an seinem Platz ist, und dankbar sein.
Noch ist das Kind alleine nicht lebensfähig. Es muss wachsen und Nieren und Darm müssen sich erst fertig entwickeln. Auf diese und andere Besonderheiten im Stoffwechsel des neuen Erdenbürgers muss beim Ernährungsangebot immer Rücksicht genommen werden.

Ihr Kind lernt in den ersten Tagen und Wochen enorm viel. Mit dem ersten Atemzug wurde die Lunge getestet und mit dem ersten Schluck Muttermilch das Verdauungssystem ausprobiert.
Im Bauch war es so leicht, alles direkt und vorverarbeitet von der Mama zu bekommen. Deshalb sind die Saugmuskeln noch nicht ausreichend trainiert. Das Trinken ist anstrengend und ermüdend. Aber Üben hilft! Und geübt wird mit maximaler Kraft.

Das Trinken an der Brust und das Wachsen verbrauchen sehr viel Energie. Im Verhältnis zum Körpergewicht wird davon doppelt so viel benötigt wie im Erwachsenenalter.
Der Magen von Neugeborenen ist nur etwa murmelgroß und noch nicht dehnungsfähig, sodass viele, aber kleine Mahlzeiten ideal sind. Nach 10 Tagen ist der Magen bereits etwa tischtennisballgroß und kann sich schon dehnen. Nach dem Milcheinschuss, wenn vermehrt Muttermilch gebildet wird, kann das Kind mehr Nahrung aufnehmen und sein Gewicht erhöhen.

Nicht nur der Bedarf an Energie, sondern auch der Flüssigkeitsbedarf ist verhältnismäßig hoch. Besonders in den ersten Monaten brauchen die Nieren des Babys viel Flüssigkeit zum Ausscheiden der Stoffwechselprodukte. Erst danach werden sie belastbarer.

Außerdem wird viel Wasser über die Haut (als Schweiß) verdunstet – auch wenn Sie dies nicht wahrnehmen. Ihr Kind regelt so seine Körpertemperatur. Haben Säuglinge z. B. im Winter kalte, aber feuchte Hände, sind sie meist zu warm angezogen und versuchen, den Körper durch Schwitzen abzukühlen.

Mag Muttermilch auch etwas „dünnflüssig“ erscheinen, sie entspricht genau den Bedürfnissen Ihres Kindes und ist über das 1. Lebensjahr hinaus das ideale Hauptnahrungsmittel für Ihr Kind. Die Muttermilch nährt das Kind vorwiegend durch Fett und ☞ Lactose (Milchzucker). Diese beiden Energieträger sind optimal.
Babys können Milchzucker in der Regel in einem viel höheren Maß verwerten als Erwachsene und zur besseren Verdauung des Muttermilchfettes wird gleich das passende Verdauungsenzym mitgeliefert.

Hingegen kann Stärke (z. B. aus Getreideprodukten, Kartoffeln) in den ersten 4 Monaten kaum verdaut und aufgenommen werden. Säuglingsmilchnahrungen für ältere Kinder oder zu frühe Beikostgabe würden daher den kindlichen Organismus belasten. Nicht jede Nahrung ist also geeignet!

Im 1. Halbjahr sind Babys sehr anfällig für Durchfall, weil die Abwehrkraft des Verdauungssystems erst aufgebaut werden muss. Allmählich besiedeln Darmbakterien den Darm und verhindern so, dass Krankheitserreger Fuß fassen können. Eine Vaginalgeburt sorgt hier für die richtigen Starterbakterien und auch Stillen unterstützt den Vorgang der optimalen Besiedelung.

Was beim Säugling anders ist:

- *hoher Energiebedarf*
- *anfangs noch sehr kleiner Magen*
- *hoher Flüssigkeitsbedarf*
- *in den ersten Monaten noch nicht so belastbare Nieren*
- *sehr gute Verwertung von Milchzucker*
- *sehr gute Verwertung von Muttermilchfett dank mitgeliefertem Verdauungsenzym*
- *Stärke in den ersten Monaten kaum verwertbar*
- *unausgereifte Abwehrkraft des Verdauungssystems*

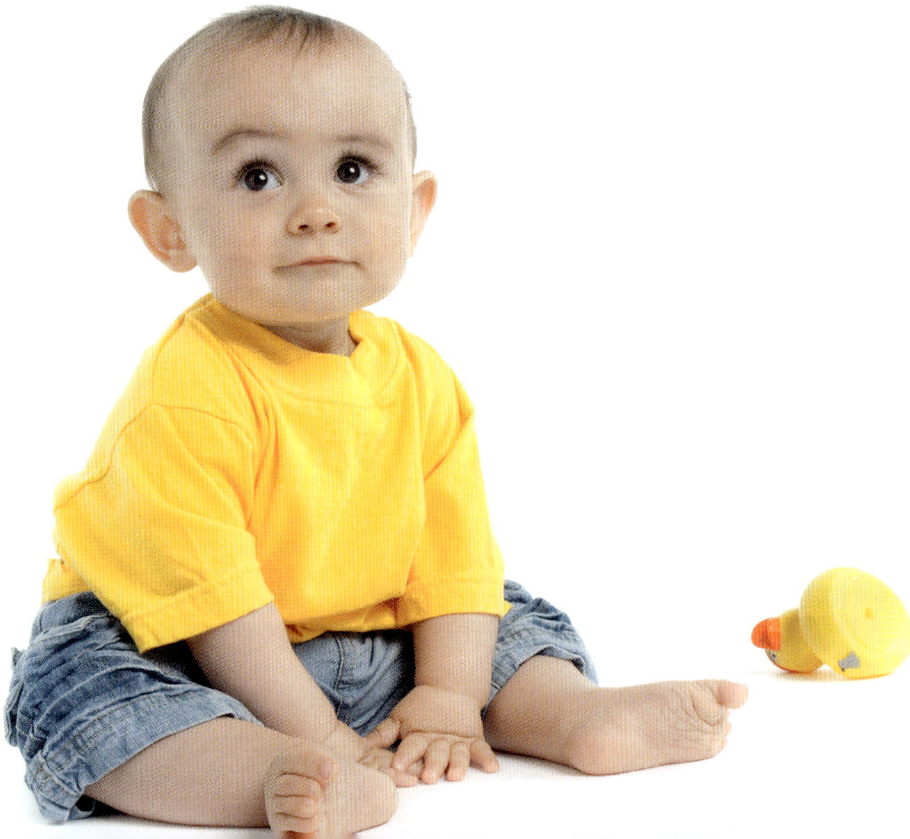

Durchschnittsbabys gibt es nicht!

Viele Hinweise in meinem Buch sind für sogenannte Durchschnittskinder gedacht, so zum Beispiel der Beikostbeginn mit (4 bis) etwa 6 Monaten.
Bedenken Sie beim Lesen aber bitte immer, dass Ihr Kind eine einzigartige Persönlichkeit ist. Es mag sich langsamer oder schneller entwickeln als der Durchschnitt und selbst einen ganz anderen Entwicklungsrhythmus haben als seine Geschwister.
Empfehlungen für „Durchschnittskinder" können immer nur als Richtschnur dienen. Vertrauen Sie darum vor allem Ihrem Gefühl, und orientieren Sie Ihre Handlungen an den Bedürfnissen Ihres Kindes.
Sicher werden Sie seine Signale richtig zu deuten lernen und bald zu einer Expertin bzw. einem Experten in nonverbaler Kommunikation heranreifen.

Möglicherweise treten in der Praxis Fragen auf, die durch dieses Buch nicht geklärt werden können, oder Sie möchten sich gerne persönlich rückversichern, wenn Sie Ihrem Gefühl folgend etwas anderes ausprobieren wollen.
Dann erreichen Sie mich persönlcih unter der österreichischen Rufnummer (+43) 1 / 504 28 29 Montag bis Freitag zwischen 9.30 und 12.00 Uhr. Näheres auf der letzten Seite des BUches und unter www.hanreich-verlag.at/beratung.
Gerne können Sie auch zu einem persönlichen Beratungsgespräch bei uns in Wien vorbeikommen.

Anfragen von außerhalb Wiens oder aus dem Ausland beantworte ich gerne auch via Skype oder Festnetz gegen Verrechnung.

Noch ein Hinweis:
In unserem Online-Shop unter www.hanreich-verlag.at finden Sie folgende Merkblätter (um 0,90 €/Stk):

- *Babys auf Reisen*
- *Bioprodukte und ihre Gütesiegel*
- *Babywasser neu bewertet*
- *Blähungen im Säuglingsalter*
- *Ernährung bei Erkrankungen Ihres Kindes*
- *Ernährung Frühgeborener*
- *Flüssigkeitsaufnahme im Säuglings- und Kleinkindalter*
- *Knabbereien im Säuglings- und Kleinkindalter*
- *Kreuzreaktionen bei Allergien auf Sellerie, Karotte & Co*
- *Kuhmilchallergie & Calciumversorgung*
- *Langzeitstillen*
- *Pro & Contra Schnuller*
- *Schreibabys*
- *Stillen bei Kaiserschnitt*
- *Stillen von Zwillingen*
- *Verstopfung im Säuglings- und Kleinkindalter*

... u.a.m.

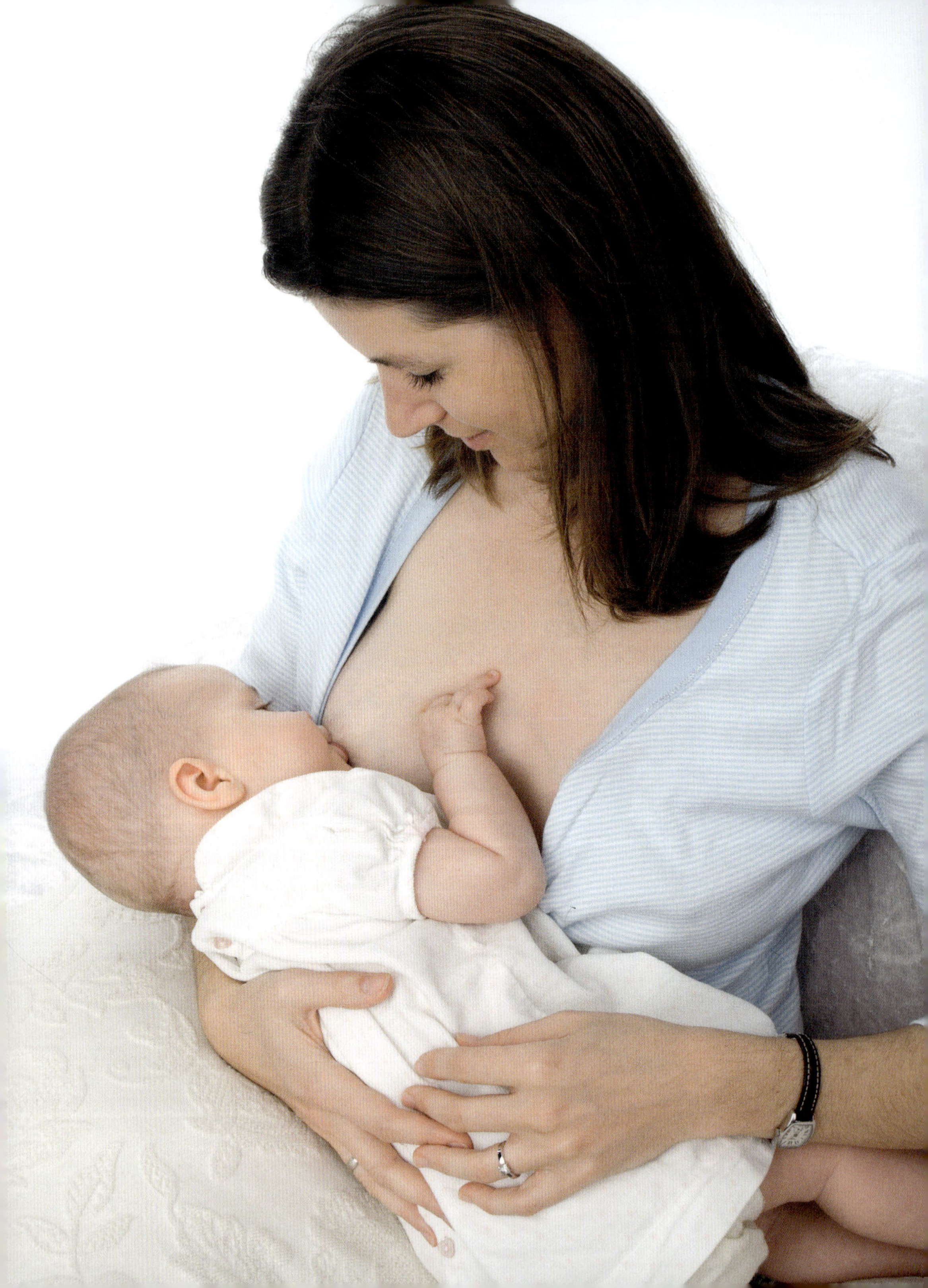

STILLEN – DER BESTE BEGINN!

Stillen war, als man die industriellen Säuglingsnahrungen erfand, lange Jahre nicht sehr populär. Man glaubte, einen phänomenalen Ersatz für Muttermilch gefunden zu haben.

Noch immer gibt es – zum Glück nur mehr sehr selten – die Ansicht, ein Kind könne von Muttermilch alleine nicht satt werden. Solche Aussprüche entpuppen sich häufig als „Stillhürde“. Wenn wir unsere Mütter fragen, ob sie gestillt wurden, werden die meisten von uns hören, dass damals nicht gestillt werden konnte. Aber nur etwa 2 % aller Frauen können aus einem medizinischen Grund nicht stillen.

*Mit der Unterstützung Ihrer **Hebamme** oder einer **Stillberaterin** können viele ☞ Stillprobleme vermieden, gemildert oder beseitigt werden. Manchmal kann ☞ Abpumpen der Muttermilch als Übergangslösung dienen. Informieren Sie sich schon während der Schwangerschaft über das Stillen, um die für Sie und Ihr Kind richtige Entscheidung treffen zu können.*

Denn diese Entscheidung liegt ganz alleine bei Ihnen! Schmerzen beim Stillen, eine Schwangerschaftspsychose oder der Druck Ihrer Lebensbedingungen könnten es notwendig erscheinen lassen, schon vorzeitig abzustillen.

Nur Sie selbst können Ihre eigenen Gefühle und Ihre speziellen Lebensumstände gegen die unzähligen Vorteile des Stillens abwägen!
Jede zusätzliche Woche, die Sie Ihr Baby stillen, ist ein Gewinn für Ihr Kind. Wenn es Ihnen möglich ist, sollten Sie sich für langfristiges Stillen entscheiden, denn Stillen ist aus vielen Gründen die beste Möglichkeit, Ihr Baby zu ernähren!

- Für Ihr Baby sind Ihre Nähe, Ihr Geruch, das Spüren Ihres Herzschlages und der Hautkontakt besonders wichtig. Beim Stillen werden diese Bedürfnisse gleichzeitig mit der Nahrungsaufnahme erfüllt.

- Durch das Saugen an der Brust wird unter anderem die Kieferform des Kindes geprägt und die Sprachentwicklung verbessert.

- Gestillte Kinder erkranken seltener an Infektionen des Magen-Darm-Traktes, der Luftwege und des Mittelohres, der Harnwege und der Hirnhäute.

- Studien zeigen, dass durch Stillen die Intelligenz des Kindes, vermutlich vor allem die verbalen Fähigkeiten, positiv beeinflusst werden und dass gestillte Kinder weniger häufig an SIDS (dem plötzlichen Kindstod) sterben.

• Gestillte Kinder haben wahrscheinlich ein geringeres Risiko in den ersten Lebensjahren Allergien zu bekommen. Eine Stilldauer von 4 bis 6 Monaten senkt das Übergewichtsrisiko um 25 %. Es ist umso geringer, je länger gestillt wird.

Auch Sie, als Mutter, profitieren durch das Stillen. Ihr Körper regeneriert sich rascher, und die während der Schwangerschaft als Fettpolster gespeicherte Energie nährt das Kind. Sie bleiben durch die Hormone gelassener und eine lange Stillzeit schützt Sie außerdem vor Brust- bzw. Eierstockkrebs und Osteoporose (Knochenbrüchigkeit).
Alle Vorteile des Stillens aufzulisten würde den Rahmen dieses Buches bei Weitem sprengen (☞ weiterführende Literatur), aber sie sprechen für sich.

Die WHO (Weltgesundheitsorganisation) rät, zumindest 6 Monate voll zu stillen und die Muttermilch anschließend bis zum Ende des 1. Lebensjahres mit Beikost zu ergänzen.
Sofern Mutter und Kind es wollen, kann bis zum 2. Geburtstag sowie darüber hinaus gestillt werden. Dies ist optimal für Ihr Kind und bringt viele Vorteile.

Erscheint Ihnen dieser Zeitraum für Sie am Anfang zu lang, so versuchen Sie, zumindest die ersten 4 bis 6 Monate ausschließlich zu stillen. Und dann möglichst lange mit Beikost ergänzt weiterzustillen.
Denn in den ersten Monaten ist der Darm Ihres Babys noch unausgereift und es profitiert in vielerlei Hinsicht von jeder zusätzlichen Stillwoche.

Muttermilch ist maßgeschneidert für Ihr Kind!

Mit der Geburt „entlässt“ die Mutter ihr Kind, doch ihr eigener Körper sorgt weiterhin optimal für das neue Leben. In den ersten 4 bis 6 Monaten, und manchmal auch darüber hinaus, stellt Muttermilch allein alle lebensnotwendigen Nährstoffe für den Stoffwechsel und das Wachstum des Säuglings zur Verfügung.
Sie wird individuell nach dem Bedarf Ihres Kindes gebildet und bietet Ihnen daher die größte Sicherheit, dass Ihr Kind zum jeweiligen Zeitpunkt genau das bekommt, was es auch braucht. Wenn Wachstumsschübe (ca. 2. bis 3. Woche, 6. bis 8. Woche, 12. bis 14. Woche) mehr Energie fordern, Ihr Kind hungriger erscheint und öfter (abends) gestillt werden möchte, passen sich der Energiegehalt und die Menge an Muttermilch innerhalb kurzer Zeit der erhöhten Nachfrage an.

Muttermilch ist also kein gleichbleibendes „Produkt“, sondern ändert die Zusammensetzung laufend, ja sogar innerhalb einer Mahlzeit. Am Beginn der Stillmahlzeit löscht das Kind erst seinen Durst, und die Muttermilch ist dünnflüssiger. Danach stillt die fettreichere Hintermilch den Hunger Ihres Kindes.

Selbst bei großer Hitze ist daher in den ersten 6 Monaten (und darüber hinaus) die ***zusätzliche Gabe von Flüssigkeit*** *(☞ Tee, ☞ Saft) nicht nötig, wenn nach Bedarf gestillt wird und auch die Mutter selbst ausreichend trinkt. Einzige Ausnahme bilden eventuell spezielle Kräutertees, die von der Ärztin aus medizin. Gründen verordnet werden.*

Muttermilch ändert auch laufend ihren Geschmack, weil Aromastoffe aus der Nahrung der Mutter unterschiedlich rasch in die Muttermilch übergehen und darin nachweisbar sind.
So geht zum Beispiel das Aroma von Bananen schnell, aber nur für kurze Zeit in die Muttermilch über, während Kümmel von Ihrem Baby noch nach etwa 2 Stunden herausgeschmeckt werden kann und Pfefferminzbestandteile 6 Stunden nachweisbar bleiben.

Vorbereitung und Stillbeginn

Ihre Brust und die Brustwarzen bereiten sich selber auf das Stillen vor. Im Warzenhofbereich sondern kleine Drüsen (Montgomery'sche Drüsen) eine fetthaltige Flüssigkeit ab, um die Haut geschmeidig zu halten. Natürliche Reibung an den Kleidern, Waschen ohne Seife (denn diese trocknet die Haut aus), kurzes Sonnenbaden und Pflege mit einem hautfreundlichen Öl machen das Gewebe ebenfalls elastisch.

Vermeiden Sie vor und während der Stillzeit parfümierte Pflegecremen und Duschgels, denn manche der darin enthaltenen ***Duftstoffe*** *(speziell Moschusverbindungen) gelangen unerwünschterweise durch die Haut in die Muttermilch.*

Schon während der Schwangerschaft und in den ersten Tagen nach der Geburt wird in der Brust der Mutter die sogenannte *Vormilch (das Kolostrum)* gebildet. Diese gelbliche Vormilch ist reich an Mineralstoffen und Vitaminen. Sie enthält viel Eiweiß – vor allem viele Abwehrstoffe gegen Krankheiten. Deshalb wird sie auch die *„1. Schutzimpfung des Säuglings"* genannt.

Aufgrund ihrer speziellen Zusammensetzung ist die Vormilch für jedes Kind von besonderer Wichtigkeit. Aus diesem Grund sollten auch Frauen, die sich gegen das Stillen entschieden haben, ihrem Kind zumindest die Vormilch gönnen (☞ Abpumpen).

Muttermilch unterstützt das Kind bei der Abwehr von Krankheiten. Wenn die hygienischen Bedingungen der Umwelt zu wünschen übrig lassen (z. B. im Urlaub) oder das Kind krank ist, soll möglichst gestillt werden. Derart sensible Phasen sind zum ☞ Abstillen ungeeignet!
Der Aufenthalt in der Geburtsklinik ist meist zu kurz, um die Mütter ausreichend über alle Stillsituationen zu informieren. Zu Hause treten dann oft ☞ Stillprobleme auf, die – zum Nachteil des Kindes – zu vorzeitigem Abstillen führen können. Informieren Sie sich daher rechtzeitig, am besten schon im ersten Drittel der Schwangerschaft! Besuchen Sie beispielsweise eine von einer Hebamme oder Stillberaterin geleitete Stillgruppe. Wenden Sie sich auch bei schwierigen Startbedingungen (Kaiserschnitt, ☞ Frühgeburt) an eine Hebamme oder Stillberaterin.

Das Neugeborene wird möglichst in der ersten halben Stunde nach der Geburt (spätestens nach 2 Stunden) angelegt, da in dieser Zeit der Saugreflex am größten ist und so die Muttermilchproduktion und das Einschießen der Muttermilch angeregt werden.
Die Milch schießt etwa 5 Tage oder, z. B. bei Kaiserschnitt, noch später nach der Geburt ein. Ein geringer Gewichtsverlust des Kindes ist daher normal. Sinkt das Gewicht um mehr als 7 % unter das Geburtsgewicht, dann soll von einer Hebamme oder Stillberaterin der Stillvorgang nochmals überprüft werden. Verliert ein Kind über 10 % des Geburtsgewichtes wird die Ärztin die Zufütterung von Frauenmilch oder Säuglingsmilchnahrung veranlassen.

Immer wieder wird auch heute noch vom Krankenhauspersonal vorzeitig zugefüttert, ohne dass es medizinisch notwendig wäre. Oftmals, weil von Seiten der Mütter die Illusion vorherrscht, Stillen würde von Anbeginn an immer reibungslos funktionieren. Es ist jedoch eine Sache, die Mutter und Kind erst lernen müssen. Und vereinzelt versucht das Krankenhauspersonal die Mutter zu schonen, statt sie zu ermutigen und beim Stillbeginn zu unterstützen. Unnötiges ☞ Zufüttern nach der Geburt wirkt nicht nur dem Stillen entgegen, es kann auch Allergien Vorschub leisten. Speziell bei erhöhtem ☞ Allergierisiko des Kindes sollten auch Sie als Eltern darauf achtgeben, ob und was im Krankenhaus zugefüttert wird!

*„**Rooming-in**", wenn Mutter und Kind nach der Geburt „Tag und Nacht im selben Zimmer sind", ist ein wünschenswerter, stillfördernder Faktor. Viele Geburtskliniken haben „Rooming-in" nun verwirklicht.*

In den ersten Lebenstagen sollten Sie Ihr Kind häufig anlegen, damit die Muttermilchbildung weiter angeregt wird. Meistens wird am 1. Tag ca. 4-mal, dann ca. 8- bis 12-mal in 24 Stunden gestillt (☞ Stillhäufigkeit).

Ihr Kind darf immer trinken, so viel es will. In den ersten Wochen dauert eine Stillmahlzeit im Durchschnitt zwischen 15 und 30 Minuten, sie kann aber auch bedeutend länger oder vereinzelt auch kürzer sein. Das Baby ist danach für einige Minuten bis zu wenigen Stunden gesättigt. Der Abstand zwischen den Mahlzeiten pendelt sich nach einigen Monaten meist zwischen 2 und 3 Stunden ein.
Bedarf und Bedürfnis von Kindern schwanken jedoch immer wieder stark. Manche Kinder wollen abends mehrere kleine Mahlzeiten hintereinander und schlafen danach länger. Fixe „Zeitpläne“ für Stillmahlzeiten sind nicht zielführend, jedes Kind hat seinen eigenen Rhythmus.

Achten Sie beim Anlegen darauf, dass das Kind die gesamte Brustwarze und einen Großteil des Warzenvorhofes im Mund hat und die Lippen ausgestülpt sind (☞ Bild Seite 39). Holen Sie das Kind in der richtigen Position (Liege-, Wiege- oder Rückenhaltung) zu sich heran, statt sich zum Kind zu neigen. Im Wiegegriff liegt Ihr Baby richtig, wenn Ohr, Schulter und Hüfte des Kindes eine Linie bilden.
Lassen Sie sich das richtige Anlegen ausreichend zeigen. Gutes Anlegen ist ein effektiver Schutz vor vielen Stillproblemen.

Stillen nach dem Bedarf Ihres Kindes (☞ Hunger- bzw. Stillzeichen) ist der beste Schutz vor Übergewicht im späteren Alter. So fand man, dass ca. 6-jährige Kinder abhängig von der Stilldauer ein um bis zu 25 % niedrigeres Risiko für Übergewicht hatten. Dabei spielt auch die Regulation durch die Vorder- und Hintermilch und die geringere Bildung an Fettzellen eine Rolle.
Wenn Ihr Kind an der Brust einschläft und die Brustwarze nicht von alleine loslässt, nehmen Sie das Kind sanft von der Brust, indem Sie Ihren (sauberen) kleinen Finger in seinen Mundwinkel legen. So kann der Unterdruck, der durch das Saugen entsteht, aufgehoben werden und Ihre Brustwarze wird geschont. Bei immer schläfrigen Kindern ist es gut, wenn eine Fachkraft überprüft, ob Ihr Kind genug Muttermilch aufnimmt um gut gedeihen zu können.
Lassen Sie möglichst an einer Brust zu Ende trinken, damit der Säugling nach dem ersten Durstlöschen (nach ca. 10 bis 15 Minuten) an die fettreichere Hintermilch gelangen und seinen Hunger stillen kann. Wird an beiden Brüsten immer nur kurz angelegt, kann das Kind kaum satt werden!
Nach der ersten Brust kann nochmals zum Durstlöschen und zur Sättigung an der zweiten Seite angelegt werden. Bei der nächsten Mahlzeit gilt es, mit dieser volleren Seite zu beginnen.
Falls Sie sich die „aktuelle“ Seite schwer merken oder sie nicht gut erspüren, können Sie den jeweiligen Träger des Büstenhalters kennzeichnen.

Dazu haben sich in der Praxis auch Bänder oder Büroklammern bewährt. Sie und Ihr Kind sollen beim Stillen durch (Still)kissen bequem in Stillposition gestützt werden. Sie können nachts auch seitlich liegen oder anfangs auf dem Rücken. Das Kind liegt dabei auf Ihrem Bauch. Eine Stoffwindel in greifbarer Nähe ist praktisch.
Lassen Sie sich mit einem Getränk und einem Happen Essen versorgen. Sie und Ihr Kind sollen es ruhig und gemütlich haben. Schalten Sie Ihr Handy aus, um ungestört zu sein! Auch allzu gut gemeinte Besuche von Freunden und Verwandten während der ersten Stillphasen können hinderlich sein. Die Stillmahlzeit ist eine Zeit, die Ihnen und Ihrem Kind gehört. Genießen Sie diese wunderbaren Momente der innigen Verbindung!

Stillfördernd wirkt:

- *sich rechtzeitig über das Stillen zu informieren*
- *Ruhe vor und nach der Geburt*
- *Anlegen in der ersten Stunde nach der Geburt*
- *kein unnötiges Zufüttern*
- *„Rooming-in"*
- *häufiges Anlegen*
- *viel Hautkontakt*
- *auf den eigenen Körper und seine Instinkte zu achten*
- *ausreichend zu trinken und zu essen*
- *ausreichend ☞ Vitamin B und Calcium (Milchprodukte)*

Übergangsmilch und reife Frauenmilch

Innerhalb der ersten 3 Wochen ändert sich die Zusammensetzung der Muttermilch grundlegend. Man spricht von der Übergangsmilch, der sogenannten „transitorischen" Milch.
Erst nach der 3. Stillwoche werden durchschnittlich etwa 600 bis 800 ml Muttermilch pro Tag gebildet, und es zeigt sich die typische Zusammensetzung reifer Frauenmilch.

Muttermilch – ein „unnachahmlicher Cocktail"

Muttermilch ist in ihrer Zusammensetzung ein „Wunder der Natur". Sie enthält als energieliefernde Kohlenhydrat fast ausschließlich Milchzucker, den das Baby hervorragend verdauen kann. Darüber hinaus sind in geringen Mengen Mehrfachzucker (Oligosaccharide) enthalten, die die Entwicklung der Verdauung fördern und das Immunsystem unterstützen.
Im Vergleich zu anderen Milchsorten ist in der reifen Muttermilch nur wenig Eiweiß enthalten. Zu viel davon wäre für Ihren Säugling auch ungünstig, weil seine Nieren dadurch überlastet wären und Übergewicht Vorschub geleistet werden könnte. Frauenmilcheiweiß ist zudem einzigartig aufgebaut und mit keiner anderen Milchsorte vergleichbar (☞ Tabelle Seite 52). Es besteht zu ca. 60 bis 80 % aus Molkeneiweiß, der Rest ist Casein.

Der Fettanteil der Muttermilch versorgt das Kind mit etwa 50 % der notwendigen Energie. Das Fett der Muttermilch ist speziell zusammengesetzt und weist einen hohen Gehalt an ungesättigten Fettsäuren auf – vorausgesetzt, die Mutter bevorzugt pflanzliches Fett (☞ Öl und ☞ Nüsse) und isst 1- bis 2-mal pro Woche ☞ Fisch. Diese Fettsäuren braucht der kindliche Körper während des Wachstums als Baustein für die Reifung des Gehirns und um Zellwände und Hormone aufzubauen.

Zusätzlich liefert Muttermilch – anders als industrielle Ersatznahrung – eine Substanz (Lipase), die dem Säugling hilft, Fett zu verdauen. Muttermilch bietet also fettreiche Nahrung und Fett-Verdauungshilfe im Doppelpack! Mineralstoffe (Calcium, Eisen, etc.) werden aus der Muttermilch besonders leicht aufgenommen. Deshalb reichen kleine Mengen und der Stoffwechsel des Säuglings wird geschont.

Mit der Muttermilch erhält das Kind Abwehrstoffe, die sein Immunsystem ganz individuell unterstützen, noch ehe der Säugling eigene spezielle Abwehrstoffe gebildet hat.

Etwa 4000 lebende Zellen (darunter auch pluripotente Stammzellen) und mehr als 200 Inhaltsstoffe pro Tropfen sorgen für die Abwehrkraft und optimale Entwicklung Ihres Kindes.

Die große Menge an Milchzucker in der Muttermilch bietet einen weiteren Schutzfaktor. Sie wird vom Kind nicht zur Gänze aufgenommen, ein Teil ge-

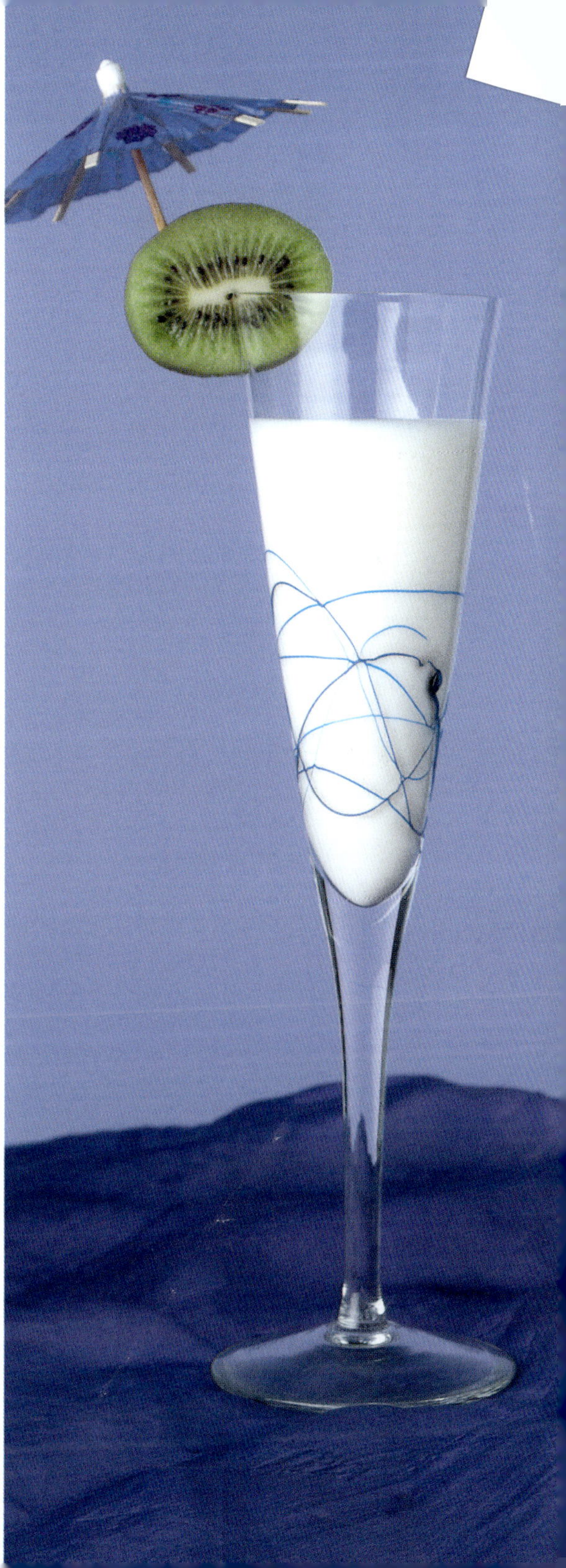

langt in den unteren Darmabschnitt und füttert dort die kleinen „guten" Darmbakterien (unter anderem die Bifidusbakterien). Diese schützen den zarten Darm Ihres Kindes vor den „bösen" Gegenspielern, den Krankheitserregern.

An die einzigartige Oberfläche der Fetttröpfchen der Muttermilch können sich auch krankmachende Keime anheften und so abgefangen werden, statt an der Darmschleimhaut Schaden anzurichten. Diese Abwehrfunktion fehlt in auf Kuhmilch basierender Säuglingsmilchnahrung.
Muttermilch enthält außerdem eine Reihe von Substanzen, die für das Wachstum förderlich sind, z. B. das für das Nervensystem und den Wachstumsprozess wichtige Taurin oder das im Energiestoffwechsel bedeutende Carnitin. Beide können vom Säugling noch nicht ausreichend selber aufgebaut werden. Auch Laktoferrin, das die Aufnahme von Eisen aus der Muttermilch verbessert, gehört dazu.

Darüber hinaus führt die Ernährung mit Muttermilch zu einer speziellen Programmierung des Stoffwechsels des Kindes. Sie erhöht nachweislich die Stresstoleranz im späteren Leben, führt zu mehr Zuversicht, wenn nach Bedarf gestillt wird, und programmiert das Hunger- und Sättigungsempfinden. Sie beeinflusst die Gene, fördert die Darmflora und schützt vor Übergewicht und bestimmten Erkrankungen im späteren Leben.

Muttermilch ist ...
... für den Darm des Babys am besten verdaulich,
... maßgeschneidert für Ihr Kind,
... der beste Schutz vor Allergien und Infektionen,
... erspart pro Monat ca. € 50 bis 80 (CHF 73 bis 115),
... hygienisch und umweltschonend verpackt,
... frisch, körperwarm temperiert, ohne Aufwand immer dabei.

Auf die eigene Nahrung achten

Gerade in der Stillzeit zählt eine gesunde Lebensweise doppelt. Dazu zählt auch eine ausgewogene Ernährung, um Baby-Blues und Blähungen zu minimieren und die Milchbildung anzuregen. Da das Thema den Rahmen des Buches sprengt, lege ich Ihnen unsere Broschüre für Stillende (48 Seiten, ISBN 978-3-901518-23-2, 1. Auflage 2014 € 4,90 (D, A) / CHF 8,50) ans Herz:

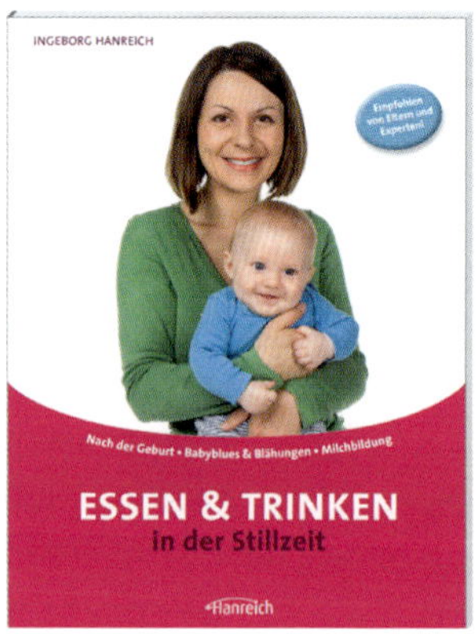

Von A wie Abpumpen bis Z wie Zwiemilch

Abpumpen

Abpumpen ermöglicht, dass das Kind Muttermilch bekommt, selbst wenn es von der Mutter getrennt oder zum Trinken an der Brust zu schwach ist. Dies ist häufig bei ☞ Frühgeborenen der Fall.

Muttermilch hält sich 6 bis 8 Stunden bei bis zu 25 °C und bis zu 5 Tage gekühlt bei 4 °C frisch. Sie kann portioniert (zu je etwa 60 ml) für 3 bis 6 Monate eingefroren werden (z. B. als Vorrat bei einem Arztbesuch der Mutter oder zur Zugabe zu einem Brei). Sie können dabei die einzeln gekühlten Milchmengen eines Tages zusammensammeln und beschriftet tieffrieren. Näheres dazu finden Sie in unserem Gratis-Merkblatt, erhältlich unter: www.hanreich-verlag.at.
Zur Aufbewahrung sollten Sie Glas- oder Polypropylenflaschen verwenden, da herkömmliche Kunststoffflaschen ☞ Bisphenol A enthalten können, das unter dem Verdacht steht, Hormonstörungen und Übergewicht hervorzurufen.

Wenn die Mutter – infolge der Einnahme bestimmter Medikamente oder medizinischer Untersuchungen mit Isotopen – zwischenzeitlich nicht stillen darf, erhält Abpumpen die Stillfähigkeit. Die abgepumpte Muttermilch muss dann eventuell auf Anweisung der Ärztin weggeschüttet werden, aber es kann (z. B. nach der Erkrankung) weitergestillt werden, sofern das Kind nicht ☞ trinkfaul wurde.
Wenn Sie einmal das Gefühl haben sollten, Ihnen *„fällt die Decke auf den Kopf"* und Sie wollen gerne ausgehen, können Sie Muttermilch auch kurzfristig „auf Vorrat" abpumpen. Dies ermöglicht volles Weiterstillen.
In abgepumpter Muttermilch können sich (Krankheits)keime vermehren. Waschen Sie sich deshalb vor dem Abpumpen gründlich die Hände. Die abgepumpte Milch muss rasch in einem ausgekochten, verschließbaren Gefäß kühl gestellt oder tiefgefroren werden.

Achten Sie bei der Pumpe auf ein gutes (Doppelpump)modell (mehr Milch bei halber Zeit!) und machen Sie es sich beim Abpumpen möglichst bequem. Wenn Sie Ihr Kind dabei nicht betrachten können, nehmen Sie ein Foto zur Hand. Eine Brustmassage vor den einzelnen Pumpphasen und ausreichend (erst 7, anschließend 5 und dann 3 Min.) zu pumpen hat sich bewährt.
Lassen Sie sich am besten über Abpumphilfen von StillberaterInnen und Mütter- und Väterberaterinnen informieren, falls Sie abpumpen müssen oder möchten (☞ Adressverzeichnis)! Wenn Sie zu wenig abpumpen, geht

die Milchmenge zurück – das kommt dem ☞ Abstillen gleich. Pumpen Sie hingegen zu viel Milch ab, kann die Milchmenge (manchmal gewollt) stark steigen, da die Brust Muttermilch nach Bedarf produziert. Bei „Überproduktion", die nicht genutzt wird, kann es zum ☞ Milchstau kommen.

Tauen Sie gefrorene Muttermilch im Wasserbad oder über Nacht im Kühlschrank auf. Abgepumpte Muttermilch soll keinesfalls in der Mikrowelle (siehe Seite 94) erwärmt oder auf dem Herd aufgekocht werden, weil dabei wertvolle Abwehrzellen verlorengehen.
Sie können die Milch bei Zimmertemperatur – oder nach leichter Erwärmung im Wasserbad – anbieten. Da vor allem anfangs die Gabe in der Flasche (wie auch die des Schnullers) zur Saugverwirrung führen kann, weil die Technik des Trinkens eine völlig andere ist, wird die Verabreichung über Becher, „Fingerfeeder" etc. empfohlen.

Abstillen

Mit *Abstillen* bezeichnet man das (schrittweise) Beenden des Stillens. Normalerweise wird dann abgestillt, wenn Mutter oder Kind es wünschen. Auch wenn länger als ein Jahr gestillt wird, bietet Muttermilch einen guten Schutz vor Erkrankungen und liefert wichtige Nährstoffe.
Monatlich, manchmal etwas schneller, werden die Beikostmahlzeiten eingeführt. Dabei wird jede Mahlzeit nach und nach zur Beikostmahlzeit, bis mit 10 bis 12 Monaten noch **zumindestens** 2 (bis 3) milchhaltige Mahlzeiten (inkl. nächtliche Stillmahlzeiten) und 5 Beikostmahlzeiten übrig bleiben. Dadurch reduziert sich die Milchmenge von etwa 800 ml auf die Menge, die Ihr Kind im 2. Lebensjahr benötigt.
Ein Ergänzen von Muttermilchmahlzeiten durch Beikost bzw. ein langsames Abstillen kommt einerseits dem Bedürfnis Ihres Kindes nach Stabilität entgegen, andererseits kann sich das Brustgewebe leichter anpassen.

Es könnte das Abstillen unterstützen, wenn Sie stillfördernde Maßnahmen abbrechen (z. B. ☞ Stilltee) und in Ihrer Ernährung den Konsum an Milchprodukten kurzzeitig etwas einschränken.
Kräutertee aus Salbei wird in der Volksmedizin empfohlen. Auch Pfefferminztee wird nachgesagt, die Bildung von Muttermilch zu reduzieren. Bei manchen Frauen zeigt sogar Pfefferminz-Kaugummi eine Wirkung.

Wenn Sie vorzeitig von Muttermilch auf Flaschennahrung umsteigen wollen oder müssen, kann als Übergang die ☞ Zwiemilch-Ernährung eingesetzt werden. Dabei kann im gesamten ersten Lebensjahr zum Abstillbeginn ☞ PRE-Nahrung verwendet werden. Wichtig ist, sich beim Abstillen in Ge-

duld zu üben. Sie sollten maximal eine Mahlzeit pro Woche ersetzen, damit es nicht zu einem ☞ Milchstau kommt. Bei allzu raschem Abstillen muss die Brust von Hand entleert werden.
Während sensibler Phasen des Kindes, also während das Kind krank ist, zahnt, laufen lernt oder sauber wird, sollte nicht abgestillt werden, um zusätzlichen Stress für das Kind zu vermeiden.

Wenn Sie Ihr Kleinkind im 2., 3. oder 4. Lebensjahr abstillen wollen, kann der erste Schritt ein vermindertes Anbieten und das „Vertrösten" auf einen etwas späteren Zeitpunkt oder auf anderes Essen sein. Bieten Sie stattdessen auch Wasser oder stark verdünnten Saft bzw. Tee an.
Wenn das Kind versteht, dass die Muttermilch zwar zur Verfügung steht, aber nicht in jeder Situation, lernt es, das Recht der Mutter auf ihren eigenen Körper zu akzeptieren. Schaffen Sie alternative Situationen der Nähe, bevor Sie das Stillen reduzieren.
Als Beispiel für die Ideenvielfalt beim Abstillen sei hier noch die Geschichte einer Leserin angeführt. Sie hat den Schmerz laut signalisiert, als ihre Tochter die Brust mit den Zähnen verletzte, woraufhin die Kleine ein Heftpflaster holte – *„denn das braucht man ja, wenn es weh tut"*. Schnell wurde dann auch die 2. Brust zugeklebt, und das Kind akzeptierte problemlos, dass diese Nahrungsquelle ab nun nicht mehr zur Verfügung stand. Vielleicht ist dies ein Tipp für andere lang stillende Mütter, wenn Erklärungen nicht fruchten.

Noch ein Hinweis:
Auch wenn abgestillt wurde, ist es selbst nach Wochen möglich, wieder mit dem Stillen zu beginnen, man spricht von Relaktation. Auch Mütter von adoptierten Babys können eventuell ebenfalls (meist unter Zuhilfenahme des ☞ Brusternährungssets) teilstillen. Fragen Sie dazu Ihre Stillberaterin!

Allergierisiko

Die Zahl der Kinder, die an atopischen Erkrankungen (an allergischem Asthma, allergischem Heuschnupfen, allergischen Hautveränderungen bzw. Neurodermitis) leiden, nahm in letzter Zeit weiter zu. Das Allergierisiko wird dabei von der genetischen Veranlagung und vom Umfeld, in dem die Kleinen aufwachsen, bestimmt.
Außerdem: Mittlerweile ist jedes 10. Kind zumindest zeitweise von einer atopischen Neurodermitis betroffen. Am häufigsten tritt diese Krankheit in den ersten 3 Lebensmonaten auf.
Die Allergiegefährdung eines Kindes ist umso größer, je mehr Familienmitglieder (Eltern bzw. Geschwister) bereits allergisch reagieren. Das bedeutet, das Kind ist einem erhöhten Risiko ausgesetzt, selber eine Allergie zu entwickeln. Ausnahme: Bei sogenannten Kontaktallergien (z. B. auf nickelhältigen Modeschmuck) gilt das Risiko

nicht als erhöht. Haben beide Eltern und ein Geschwisterchen eine Allergie, so neigen 8 von 10 Kindern dazu, auch allergisch zu reagieren. In diesem Fall spricht man vom „Hochallergierisiko-Kind". Durch Stillen oder HA-Nahrung (hydrolysierter Kuhmilchnahrung) im ersten Lebensjahr (☞ Seite 107) lässt sich eine Allergie evtl. verhindern.

Aufstoßen

Das Aufstoßen des Kindes nach der Milchmahlzeit wird als „Bäuerchen" bezeichnet. Dazu wird das Kind aufrecht an die Schulter gehalten.
Wenn kein Aufstoßen kommt, kann bei manchen Kindern verschluckte Luft zu Bauchdrücken und ☞ Blähungen oder ☞ Spucken führen. Es gibt jedoch auch Kinder, die (z. B. nachts) nie aufstoßen.

Blähungen

In den ersten Lebensmonaten weinen manche Kinder besonders viel. Dahinter stecken häufig die sogenannten Drei-Monats-Koliken. Das Kind ist unruhig, schreit, kann nicht schlafen und zieht typischerweise die Beine an. Leider können Sie diese Beschwerden selten verhindern. Die Ursache ist meist, dass der Darm des Kindes in dieser Zeit die Darmbakterien ansiedelt und Reifungsphasen in der Entwicklung durchläuft. Solche Umstellungsphasen, die mit Verdauungsbeschwerden einhergehen, sind oft der Auslöser für das ☞ Abstillen. Gerade in solch kritischen Situationen der Entwicklung braucht das Kind jedoch all die Abwehrstoffe, die ihm die Muttermilch geben kann.

Luft, die bei zu hastigem Trinken verschluckt wurde, oder eine ☞ Muttermilchunverträglichkeit können ebenso Gründe für Blähungen sein.

Stillende Mütter sollten in ihre Ernährung Kümmel, Thymian oder Majoran einbauen. Die beruhigenden Inhaltsstoffe finden sich in der Muttermilch wieder. Eventuell können außerdem homöopathische Tropfen oder Probiotikatropfen angeraten werden.

Meist können Sie das, was Sie in der Schwangerschaft gut vertragen haben, weiterhin essen. Eine detaillierte Zusammenstellung von evtl. Auslösern für Blähungen, die jedoch nicht wissenschaftlich belegt sind, sondern auf Erfahrungswerten beruhen, finden Sie in der Broschüre *Essen und Trinken in der Stillzeit* (☞ weiterführende Literatur). Näheres in unseren Merkblättern *„Blähungen"* und *„Schreibabys"*.

Brustentzündung (Mastitis)

Eine Brustentzündung wird von Keimen hervorgerufen, die über die Brustwarze in die Milchgänge gelangen.

Wunde Brustwarzen, Brustwarzenrhagaden oder ☞ Milchstau können die Entstehung einer Brustentzündung fördern, die meist von hohem Fieber begleitet wird. Es ist unbedingt notwendig eine Ärztin zu konsultieren, vor allem, wenn sich die hohe Temperatur über 24 Stunden lang hält. Sie wird bei Mastitis eine antibiotische Therapie verordnen; so gut wie immer kann weitergestillt werden. Lassen Sie sich von Ihrer Hebamme oder Ihrer Stillberaterin unterstützen. Solange das Fieber anhält, ist Bettruhe oberstes Gebot.

Weiters hilft die Behandlung mit Wärme vor den Stillmahlzeiten (z. B. Auflegen warmer Waschlappen oder warme Brustduschen). Nach den Stillmahlzeiten können Ihnen kühle Wickel mit in Tuch verpackten, speziellen Kühlelementen oder gekühltem Topfen (Quark) die ersehnte Linderung verschaffen. Auch zwischendurch sorgen körperwarme Topfenwickel (30 Min. bis zu 2 Stunden) für Erleichterung. Sparen Sie dabei immer die Brustwarze aus!

Durchschlafen

Auf Dauer zermürbt es selbst die geduldigste Mutter, alle 2 Stunden aus dem Schlaf gerissen zu werden. Es kann eine große psychische Belastung darstellen, plötzlich rund um die Uhr „auf Abruf bereit“ sein zu müssen.
Vergegenwärtigen Sie sich aber, dass das Trinken für das Baby anfangs sehr anstrengend ist und dass der kleine Organismus noch nicht riesige Mengen an Nahrung auf einmal aufnehmen kann (der Magen ist erst murmel- bis tischtennisballgroß).

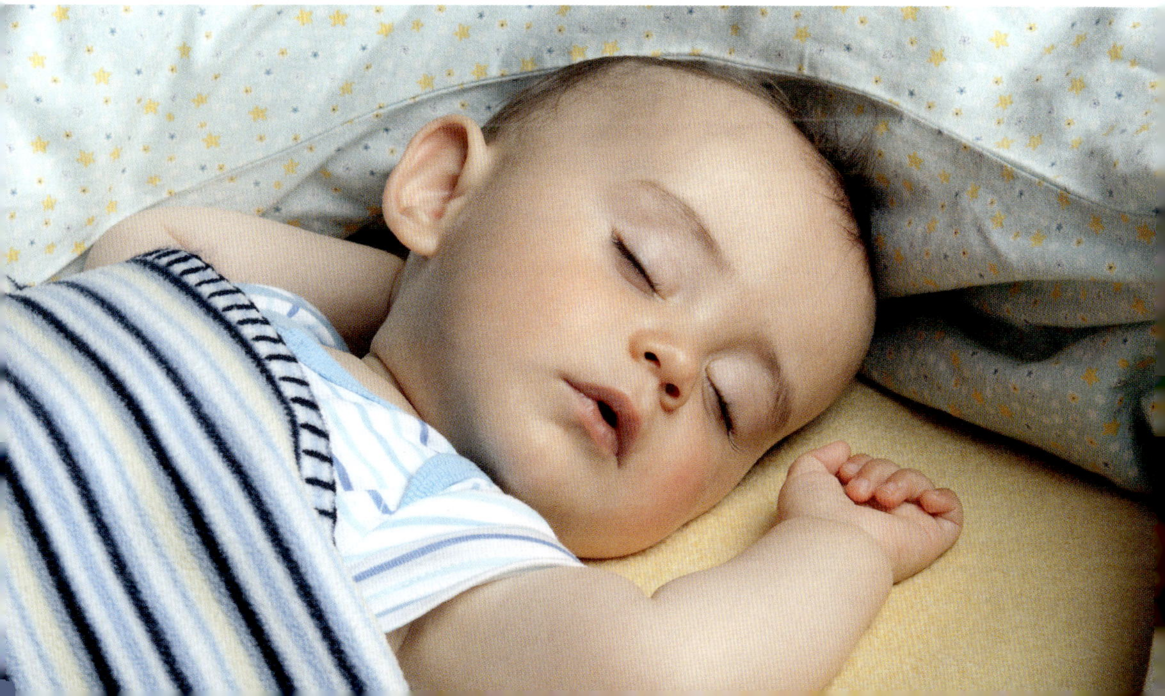

Vielen Müttern bietet es in den ersten Wochen Erleichterung, das Kind direkt neben dem oder im eigenen Bett schlafen zu lassen. Die nächtlichen Unterbrechungen werden dadurch weniger kraftraubend.

Nach einigen Wochen hat sich der Rhythmus des Kindes meist auf wenige nächtliche Mahlzeiten eingependelt. Nutzen Sie die Ruhezeiten Ihres Kindes auch tagsüber, um sich selbst zu erholen und zu schlafen!

Es ist individuell sehr verschieden und daher nicht vergleichbar, ab wann Kinder durchschlafen! Manche Kinder schlafen unruhig, träumen viel und brauchen nachts einfach Ihre beruhigende Nähe. Vielleicht sorgt das Umstellen des Kinderbettes an einen anderen Platz für Entspannung.
Manchmal wird das Durchschlafen nur wenige Wochen beibehalten, bevor das Kind sich erneut meldet. Viele Eltern hoffen dann, durch einen sättigenden ☞ Getreide-„Milch"-Brei als Abendmahlzeit oder durch ☞ Zufüttern von Säuglingsmilchnahrung ihre Nachtruhe wiederzugewinnen. Nicht immer ist dies von Erfolg gekrönt. Lassen Sie sich im Einzelfall von einer Expertin beraten! (☞ Adressverzeichnis)

Das ☞ Abstillen kann die Situation nachts verschlimmern, denn nun braucht auch die ☞ Zubereitung der Flaschennahrung ihre Zeit. Gewöhnen Sie Ihr Kind nicht an das Einschlafen mit der Flasche im Mund. Dies bringt später Probleme mit der ☞ Zahnpflege. Nach dem ersten Geburtstag empfiehlt es sich, nachts auf eine Flasche oder Lerntasse mit Wasser zu wechseln, wenn nicht mehr gestillt wird.

Eisen

Eisen ist ein wichtiger Mineralstoff, der zur Blutbildung gebraucht wird. Daher wird während des Wachstums viel Eisen benötigt.
Der Säugling hat ca. für die ersten 6 Lebensmonate bestens vorgesorgt und sich schon während der Schwangerschaft eine Eisenreserve angelegt. Muttermilch enthält relativ wenig Eisen, es liegt jedoch in einer Form vor, die optimal verwertet werden kann. Dadurch erhalten gestillte Säuglinge genügend Eisen, sofern die Mutter ausreichend mit Eisen versorgt ist.
Im Beikostalter wird Eisen jedoch knapp, weshalb die Milchnahrung (Muttermilch oder Flasche) bald durch eisenreiche Beikost ergänzt werden soll (☞ Gemüse-Fleisch-Brei, Seite 108). Eisen liegt in tierischen Lebensmitteln (Fleisch) in einer leichter aufnehmbaren Form vor als in pflanzlichen Eisenlieferanten (z. B. Spinat, Hafer, Mandeln). Während ca. 25 % des Eisens aus dem Muskelfleisch aufgenommen werden, können aus Spinat nur 1,5 % aufgenommen werden. Ist jedoch in der Beikost gleichzeitig Vitamin C

(☞ Fruchtsaft) und eine kleine Menge Fleisch enthalten, so erhöht sich auch die aus pflanzlicher Nahrung aufnehmbare Eisenmenge.
Manche Eltern wollen ihr Kind gerne ☞ vegetarisch ernähren. Eine ausreichende Eisenversorgung zu gewährleisten ist jedoch nur möglich, wenn die Mahlzeiten optimal kombiniert oder ☞ „mit Eisen angereichert" sind.

Frühgeborene

Frühgeborene Kinder sind besonders empfindlich und benötigen daher dringend Muttermilch auch zum Schutz vor Erkrankungen (☞ Vorbereitung und Stillbeginn, Seite 19). Deshalb sollen „Frühchen" möglichst bald abgepumpte Muttermilch erhalten, bis sie stark genug sind, selbst die „Saugarbeit" zu leisten, und gestillt werden können. Wesentlich ist es dabei, mind. 8-mal pro Tag abzupumpen. Anfangs wird empfohlen auf Überschuss mit Doppelpumpe zu pumpen, damit die Milchproduktion ausreichend angekurbelt wird und der Umstieg auf das Stillen leichter fällt. Ab einer Milchmenge von (600 bis) 800 ml kann 6-mal pro Tag abgepumpt werden.
Wichtig ist jedenfalls, dass „Frühchen" als *„erste Schutzimpfung"* die Vormilch ihrer Mutter erhalten. Vor dem Milcheinschuss sind manche „Frühchen" auf die Frauenmilch aus der Frauenmilchsammelstelle angewiesen. Ist keine Frauenmilch verfügbar, muss spezielle ☞ Frühgeborenen-Nahrung oder eventuell schon ☞ HA- oder ☞ PRE-Nahrung gegeben werden.

Bei frühgeborenen flaschenernährten Kindern ist ein erhöhtes Allergierisiko unbedingt zu berücksichtigen!

Bei sehr früh geborenen Kindern genügt Muttermilch alleine nicht. Noch kann das Baby nicht ausreichend verdauen. Es benötigt obendrein überdurchschnittlich hohe Mengen an Energie für das Wachstum und an Mineralstoffen für den Knochenaufbau. Deshalb wird die Muttermilch mit sogenannten Verstärkern („Fortifiern") angereichert.
Eine Alternative (bzw. Ergänzung) ist das Füttern von abgepumpter, fettreicher Hintermilch. Der erste Teil der Milch (Vordermilch) wird hingegen tiefgefroren. Lassen Sie sich dazu beraten! Beim Umstieg auf das Stillen hilft das ☞ Brusternährungsset. Besuchen Sie möglichst eine Stillgruppe!

Leider weiß man noch viel zu wenig darüber, was Frühgeborene mit einem Geburtsgewicht unter 1000 g überhaupt aus dem Darm aufnehmen. Studien dürfen das Frühgeborene nicht zusätzlich belasten. In Innbruck wird für diese Babys mit Erfolg ein teurer humaner Fortifier eingesetzt.
Beachten Sie bei „Frühchen", dass Beikost erst angeboten werden soll, wenn das Kind zumindest 5 kg wiegt und

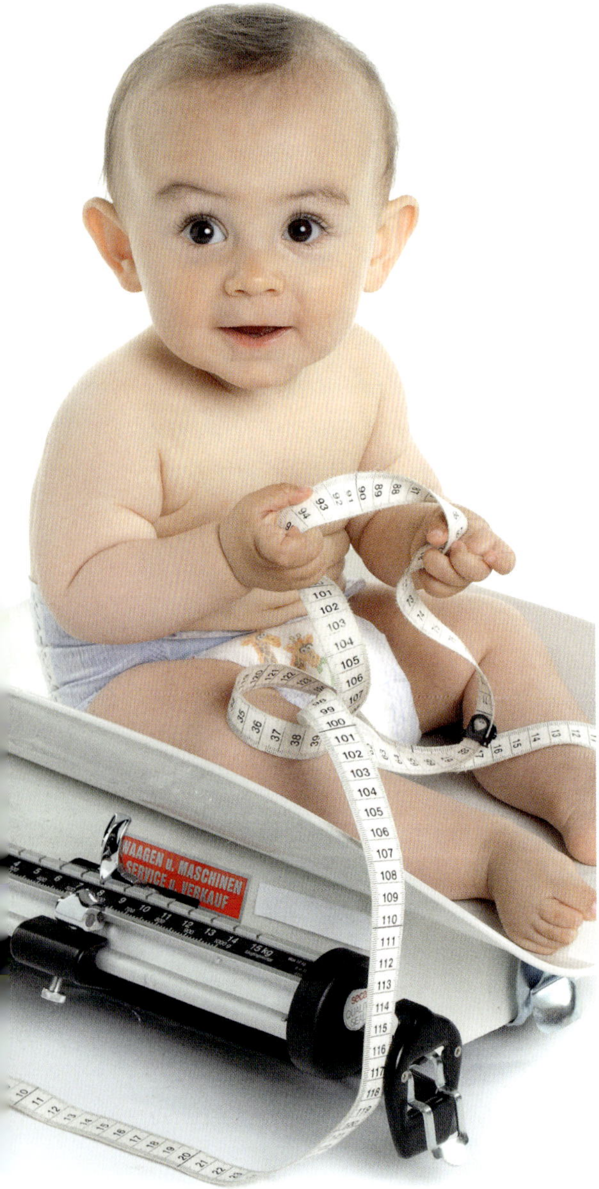

sich entsprechend entwickelt hat. Die Beginnzeiten setzen also meist später ein als beim reif geborenen Säugling. Führen Sie bei Ihrem Kind die Beikost in Stufen ein (☞ Beikostpläne)!

Gewicht und Größe

Nach der Geburt verlieren gestillte und reif geborene Babys 5 bis 7 % ihres Geburtsgewichtes ohne Schaden zu nehmen. Dabei wird eingelagertes Wasser aus dem Zwischenzellraum nachhaltig ausgeschieden. ☞ Zufüttern kann dies nicht verhindern, sondern nur verzögern. Nach spätestens 2 Wochen sollten Babys das Ausgangsgewicht jedoch wieder erreicht haben.

Faktoren wie Geburtsgewicht, Aktivität und familiäre Veranlagungen des Kindes beeinflussen das Wachstum im ersten Lebensjahr.
Gestillte Kinder haben in den ersten Monaten in der Regel eine höhere Gewichtszunahme als Flaschengefütterte, ohne dass Überernährung besteht. Sie nehmen in den ersten Monaten im Durchschnitt 120 bis 150 g pro Woche zu und verdoppeln ihr Geburtsgewicht im Laufe eines knappen halben Jahres. Zwischen dem 6. und 12. Lebensmonat ist die Zunahme dafür langsamer – und sie wiegen mit einem Jahr etwa 500 g weniger als nicht gestillte Kinder. Dabei haben sie mit Ende des ersten Lebensjahres ihr Geburtsgewicht etwa verdreifacht und bis zum Ende des 2. Lebensjahres sogar vervierfacht.

Das Längenwachstum kann ebenfalls mit der Ernährung zusammenhängen. Experten der WHO haben mittlerweile neue Wachstumskurven erarbeitet, die diese Erkenntnisse berücksichtigen. (Näheres unter ☞ www.who.int/childgrowth/standards/weight_for_age/en/index.html)

Abweichungen von den Durchschnittswerten können ganz normal sein, wenn das Kind sonst wohlauf ist! Die Gewichtskontrolle bei der Kinderärztin reicht in der Regel aus, um abzuklären, ob Größe und Gewicht altersentsprechend sind.

Neuere Studien des Forschungsinstitutes für Kinderernährung in Dortmund zeigen, dass vor allem Buben übergewichtiger Mütter im späteren Alter gewichtsmäßig profitieren, wenn sie gestillt wurden. Auch andere Studien zeigen selteneres Auftreten vor allem von schwerem Übergewicht, wenn 4 bis 6 Monate gestillt wird. Stillen trägt auch dazu bei, dass die Mutter das vorgeburtliche Gewicht wiedererlangt. Es schützt somit Mutter und Kind vor Übergewicht.

> *Ein auffällig schneller Gewichtsverlust kann bei Säuglingen lebensbedrohlich sein.*
> *Wenn Säuglinge sichtlich Gewicht verlieren oder längere Zeit kein Gewicht zunehmen (z. B. infolge von ☞ Durchfall), ist unbedingt rasch die Kinderärztin aufzusuchen!*

Hungerzeichen (Stillzeichen)

Sobald es Hunger verspürt, zeigt Ihr Baby das durch bestimmte Zeichen an. Meist gibt es erst dann lauthals Bescheid, dass etwas Essentielles fehlt, wenn diese Zeichen eine längere oder kürzere Zeit nicht beachtet wurden. Achten Sie daher auf Folgendes:

> ***Hungerzeichen (Stillzeichen):***
> - *erhöhte Wachheit & Aktivität*
> - *schnelle Augenbewegungen*
> - *suchendes Hin- und Herdrehen des Kopfes*
> - *suchende Bewegungen des Mundes*
> - *leises Seufzen und Schmatzen*
> - *Saugen an der eigenen Hand*

Wenn niemand auf diese Zeichen reagiert und der Hunger unstillbar erscheint, beginnen Babys zu weinen und lautstark nach Nahrung zu verlangen. Unruhe und Weinen sind späte Hungerzeichen. Es ist schwieriger, ein aufgebrachtes Kind anzulegen.

Wenn es richtig angelegt ist und effektiv saugen kann, kann das Kind seinen Hunger problemlos stillen. Achten Sie auf die Tipps von ☞ Seite 21 und 22. Entspannung und gute Abstützung sind wichtig. Ebenso, dass Ihr Kind den Kopf dabei nicht verdrehen muss.

Das Kinn des Kindes berührt die Brust der Mutter und seine Nase ist beim Anlegen auf der Höhe der Brustwarze.

Beim Anlegen ist der Mund des Kindes weit geöffnet, sodass beim Saugen Ober- und Unterlippe ausgestülpt sind (☞ Bild Seite 16). Die Wangen sind dabei nicht eingezogen. Sie können langsame, aber tiefe Trinkzüge mit Pausen wahrnehmen, bei denen das Schlucken zu sehen bzw. zu hören ist.
Während der Mahlzeit wird die Brust weich und aus der anderen Brust tropft Milch. Hände und Arme des Babys entspannen sich und nach Beendigung der Stillmahlzeit lässt das Kind die Brust meist von selbst los. So können Sie sicher sein, dass Ihr Baby seinen Hunger gestillt hat.

Jod

Der Bedarf an Jod ist während der Schwangerschaft und Stillzeit erhöht. Jod ist Bestandteil der Schilddrüsenhormone, ein Mangel führt zur Schilddrüsenvergrößerung, dem sogenannten Kropf. Während die Schweiz und Österreich dank eines konsequenten Jodsalzprogrammes besser mit Jod versorgt sind, ist Deutschland ein Jodmangelgebiet. Dort sollen Schwangere und Stillende Jodtabletten (200 µg proTag) zu sich nehmen, da das Baby sonst nicht genug Jod erhält.

Milcheinschuss

Der Beginn der Milchbildung – außer der Vormilch nach der Geburt – ist mit dem sogenannten „initialen Milcheinschuss“ nach ca. 2 bis 10 Tagen verbunden. Das Brustdrüsengewebe schwillt an und die Venen unter der Haut werden deutlich sichtbar. Das auftretende Spannungs- oder Druckgefühl kann schmerzhaft sein.

Anfangs kann das Kind Schwierigkeiten haben, Brustwarze und Warzenvorhof zu erfassen, weil die Brustwarze durch die Spannung und Schwellung flach ausgezogen ist.
Wenn das Baby früh, uneingeschränkt und häufig trinken darf, verläuft der Milcheinschuss relativ unproblematisch. Auch Kühlen hilft! Lassen Sie sich bei starkem Milcheinschuss bezüglich des Ausstreifens der Milch beraten!

Milchmenge

Ab der 3. Stillwoche werden im Schnitt 600 bis 800 ml Muttermilch pro Tag gebildet. Häufiges Anlegen erhöht die Muttermilchbildung: Legen Sie das Kind anfangs immer an beiden Brüsten an, damit die Milchbildung angeregt wird.
Lassen Sie später eine Brust fertig trinken („Entleeren“), bevor der Säugling an der zweiten Seite angelegt wird! Muttermilch wird zwar immer nachgebildet, sodass die Brust nie leer ist, bleibt sie aber zu voll wird diese Nachbestellung unterbunden. Die Dauer der Stillmahlzeit ist individuell verschieden. Stillen Sie nach Bedarf!
Viele Frauen befürchten, dass das Kind von der dünnflüssigen Muttermilch al-

leine nicht satt würde oder dass sie zu wenig Milch hätten. Obwohl weltweit Millionen von voll gestillten Kindern „groß und stark" werden, ist die Ansicht, schon bald zufüttern zu müssen, weit verbreitet. Viele Eltern wissen auch nicht, dass es ganz normal ist, dass Babys manchmal wieder häufiger gestillt werden wollen. Sie glauben dann an einen Milchmangel.

Muttermilch ist jedoch „maßgeschneidert" und reicht in den ersten 6 Lebensmonaten normalerweise aus, damit Hunger und Durst Ihres Kindes gestillt werden.

Ist die Windel ab dem 4. Lebenstag mind. 6-mal pro Tag nass, wächst das Kind und sieht gesund aus, ist es sicherlich gut versorgt (selbst wenn es scheinbar alle Muttermilch wieder ausspuckt, ☞ Speikind). Sind Sie trotzdem unsicher, fragen Sie Ärztin, Hebamme oder Stillberaterin um Rat!

Gründe für zu wenig Milch können hormonell bedingt sein (z. B. wenn bereits Fruchtbarkeitsprobleme vorlagen). Auch eine Über- oder Unterfunktion der Schilddrüsen (die auch plötzlich nach der Geburt auftreten kann) hat Einfluss auf die Milchmenge.

Europäische Frauen mit einem BMI (Body Mass Index) von > 36, also deutlichem Übergewicht, haben häufiger zu wenig Milch und evtl. Stillprobleme.

Verletzungen der Brust oder der Brustwarze (z. B. Piercing, Brustoperationen) können ebenso dazu führen, dass bestimmte Milchgänge durch Narbengewebe verschlossen sind.

Um die Muttermilchproduktion anzukurbeln können Sie Folgendes tun:

- *häufiger anlegen*
- *zusätzlich abpumpen*
- *Wechselstillen: 2-mal je Seite*
- *kein Salbei, keine Pfefferminze*

Beim Wechselstillen werden abwechselnd beide Seiten angeboten. Nach dem normalen Stillen wird an jeder Brust nochmals kurz angelegt. So lässt sich die Milchproduktion anregen.

Während manche Mütter sich wegen zu wenig Milch sorgen, kann die Freude über reichlich Milch genauso getrübt sein. Zu viel Milch sollte keinesfalls abgepumpt werden, da dies die Milchproduktion nur noch weiter anregt. Legen Sie in dem Fall pro Stillmahlzeit nur an einer Seite an und streifen Sie die Milch, welche Sie später tieffrieren können, auf der anderen Seite sanft aus, bis das Spannungsgefühl nachlässt.

Stillen Sie auf dem Rücken liegend, sodass Ihr Baby die Milch gegen die Schwerkraft saugen muss. Dadurch kann es sich bei hoher Milchproduktion nicht so leicht verschlucken. Legen Sie davor evtl. einen feuchtwarmen Waschlappen auf, um die Milch zum Fließen zu bringen. Auch das Trinken von kleinen Mengen an Salbeitee, das Verwenden von Pfefferminz-Kaugummi und kalte Umschläge können die Milchbildung reduzieren.

Noch ein Hinweis:
Frauenmilchsammelstellen sind dankbar für überschüssige (tiefgefrorene) Frauenmilch.

Milchstau

Ein Milchstau kann während der gesamten Stillzeit auftreten. Er kann sowohl durch mangelnde Entleerung der Brust als auch durch einen Verschluss von Milchgängen oder durch stark einengende Kleidung verursacht werden. Oftmals ist Stress (infolge unregelmäßigen Anlegens) ein Auslöser dafür. Manchmal führen auch Phasen des Abstillens zu einer übervollen Brust.
Warmes Duschen oder **Wärme vor dem Stillen**, sanftes Ausstreifen der Milch und Anlegen in verschiedenen Positionen (vor allem so, dass das Kinn des Babys auf der Stauung zu liegen kommt) und **Kälte nach dem Stillen** führen zu einer Linderung. Sollte sich innerhalb von 24 Stunden keine Besserung einstellen, sprechen Sie bitte mit Ihrer Ärztin.

Mutter-Kind-Pass, Kinder-Untersuchungsheft, Gesundheitsbüchlein

In diesem Dokument werden alle Vorsorgeuntersuchungen Ihres Kindes notiert. Nehmen Sie bitte alle Vorsorgetermine wahr. Sie ermöglichen dadurch eine Früherkennung von Krankheiten, die die geistige und körperliche Entwicklung Ihres Kindes gefährden könnten.

„Muttermilchunverträglichkeit"

Eine Muttermilchunverträglichkeit an sich gibt es nicht, jedoch können – erblich bedingt oder infolge einer Allergie – vereinzelt Inhaltsstoffe der Muttermilch nicht vertragen werden.
Hat Ihr Kind z. B. eine Lactoseintoleranz (Milchzuckerunverträglichkeit) oder Galactosämie, kann nicht gestillt werden. Es müssen ☞ Spezialnahrungen verwendet werden, die keinen Milchzucker enthalten.

Wird bei Ihrem Kind (mit erhöhtem ☞ Allergierisiko) im Krankenhaus in den ersten Lebenstagen Säuglingsmilchnahrung zugefüttert, kann das Kind auch hinsichtlich einer ☞ Kuhmilchallergie vorgeprägt werden. Es kann sein, dass dann sogar die Spuren an Kuhmilcheiweiß, die aus der Nahrung der Mutter über deren Blutkreislauf in die Muttermilch gelangen, Hautveränderungen oder massive Verdauungsprobleme, z. B. ☞ Blähungen, hervorrufen. Man vermutet, dass die Spuren an Lebensmitteleiweiß normalerweise dazu dienen, dass das Kind eine Toleranz gegenüber den Nahrungsmitteln, die auf dem Speisezettel der Eltern stehen, entwickeln kann.
Hat das gestillte Kind Allergie-Symptome, können Kuhmilchprodukte in der

Ernährung der Stillenden durch Schaf- oder Ziegenmilch oder andere calciumreiche Lebensmittel (z. B. Sesam) bzw. Supplemente ersetzt werden.
Gehen die Beschwerden ungefähr innerhalb einer Woche zurück, hat man wahrscheinlich den Auslöser gefunden. Steckt hinter massiven Allergiesymptomen beim ausschließlich gestillten Kind keine Kuhmilchallergie, können in vereinzelten Fällen andere Eiweißbausteine der Nahrung (z. B. Hühnereiweiß) die Ursache sein. Lassen Sie sich beim Austesten durch Ernährungsexpertinnen beraten!

Schadstoffe

Meldungen über Rückstände von Fremdstoffen in der Muttermilch tragen regelmäßig zur Verunsicherung von Müttern bei. Dabei handelt es sich um die verschiedensten Stoffgruppen.
Die Anwendung von Arzneimitteln während des Stillens wird die Ärztin nur nach Abwägung aller medizinischen Faktoren verordnen und nach Möglichkeit solche Medikamente verschreiben, die während der Stillzeit auch gegeben werden dürfen.
Durch gesundheitsbewusstes Verhalten lassen sich Genuss- bzw. Suchtmittel (Alkohol, Koffein, Nikotin) reduzieren oder vermeiden.
Verbannen Sie jegliche Schimmelpilzgifte vor oder während der Schwangerschaft (z. B. verschimmelte Nüsse meiden, Schimmelpilze in Wohnungen beseitigen lassen etc.).

Die Aufnahme von Schadstoffen aus unserer Umwelt ist jedoch eine Tatsache. Seit vielen Jahren werden Frauenmilchproben auf Rückstände von Organochlorverbindungen und nun auch von synthetischen Moschusduftstoffen untersucht. Erstere gelangen durch das Nahrungsfett in den Körper, treten in die Muttermilch über und werden vom Säugling aufgenommen. Letztere werden über die Haut aufgenommen.

Schadstoffe in der Muttermilch:
- *bestimmte Arzneimittel*
- *Genuss- und Suchtmittel (Nikotin, Alkohol, Koffein)*
- *Schimmelpilzgifte*
- *Organochlorverbindungen (div. Pestizide)*
- *Flammschutzmittel (Beigabe zu Kunststoffen)*
- *synthetische Moschusduftstoffe (Kosmetika, Körperpflegemittel, Waschmittel, Weichspüler)*

Es gibt viele Anwendungs- und Produktionsverbote, technische Maßnahmen zur Verminderung der Schadstoffabgabe in die Luft und auch freiwilligen Anwendungsverzicht. Dadurch wurde der Gehalt an vielen Schadstoffen, z. B. Organochlorverbindungen bzw. an Moschusduftstoffen in der Muttermilch in den letzten 30 Jahren stark vermindert. Trotzdem sind weitere Maßnahmen der Industrie notwendig.

Der Nutzen des Stillens ist sehr viel größer als ein möglicherweise vorhandenes Risiko durch Schadstoffbelastung. Dies gilt sowohl für das Vollstillen als auch für das beikostergänzte Stillen danach und für das die Familienkost ergänzende Stillen.

Heutzutage stellt der Gehalt der genannten Umweltschadstoffe in der Muttermilch kein akutes gesundheitliches Problem für den Säugling dar und erfordert deshalb keinerlei Einschränkungen beim Stillen.
Verzichten Sie beim Wäschewaschen auf Weichspüler und verwenden Sie nur sparsam Körperpflegemittel wie Duschgel oder Seife. Auch auf Parfums sollten Sie in der Stillzeit verzichten. Ihr Kind mag ohnehin Ihren eigenen Körpergeruch am liebsten. Lassen Sie sich, wenn möglich, während Schwangerschaft und Stillzeit keine Zahnfüllungen mit Amalgam entfernen oder erneuern. Vor allem das Herausnehmen alter Füllungen bewirkt einen kurzfristigen Anstieg von Quecksilber in der Muttermilch. Fragen Sie Ihre Zahnärztin um Rat!

Halten Sie keine Diät während der Stillzeit! Sie nehmen durch das Stillen wahrscheinlich ohnehin ab. Großer Gewichtsverlust setzt Schadstoffe frei.

Schreien

Wenn Kinder schreien, können – vereinfacht zusammengefasst – folgende, verschiedene Ursachen dahinterstecken, die Sie abklären sollten:

- Die Windel ist voll. (Geruchsprobe)

- Das Kind ist wieder hungrig (auch wenn vielleicht noch nicht „Essenszeit" ist, ☞ Hungerzeichen).

- Das Baby ist müde und braucht Ruhe, Dunkelheit, eine Spazierfahrt etc.

- Es verspürt Unbehagen wegen zu lauter Musik, aufgrund der Atmosphäre (z. B. wegen eines Streits der Eltern) oder aufgrund zu vieler optischer Eindrücke. Nehmen Sie es auf und tragen Sie das Kind im Tragetuch oder in der Tragehilfe und reduzieren Sie eventuell vorhandene Reize.

- Es möchte zur Beruhigung die Brust oder den Schnuller, wenn es schon daran gewöhnt ist. Bitte geben Sie diesen dem Kind nur dann, wenn das Stillen sich bereits mehr als 8 Wochen gut eingespielt hat – und nur bei Bedarf.

Sollte das Kind lang anhaltend schreien, ohne dass Ihre Maßnahmen greifen, dann hilft Ihnen eine Schreiambulanz oder das Merkblatt *„Schreibabys"* (erhältlich: www.hanreich-verlag.at) weiter. Dort finden Sie auch ein 24h-Protokoll (/community) zur Beobachtung von Schreizeiten (☞ Seite 176).

Speikind

Einige Kinder spucken auch nach dem ☞ Bäuerchen schwallartig relativ viel Muttermilch (oder Flaschennahrung) wieder aus. Ja, es scheint manchmal sogar, als würde das Baby überhaupt keine Nahrung bei sich behalten.
„Speikind – Gedeihkind" hieß es früher im Volksmund. Und richtig, viele Kinder wachsen und gedeihen trotz häufigen Spuckens. Sollten aber ☞ Gewicht und Größe Ihres Babys zu gering sein, wenden Sie sich bitte an Ihre Kinderärztin. Sie muss individuell abklären, ob Probleme vorliegen, und kann bei nicht gestillten Kindern eine „Anti-Reflux-Nahrung" (☞ AR-Nahrung) anraten oder „nur bei Stillzeichen Stillen".

Stilldauer

Jedes Kind soll zumindest 4 bis 6 Monate ausschließlich gestillt werden. Neueste Stillempfehlungen sprechen sich bei allen Kindern für mindestens 6 bis 8 weitere Monate beikostergänzten Stillens aus. Dies dient zum Schutz vor vielen Erkrankungen.
Die WHO empfiehlt, Kinder zwei Jahre lang bzw. darüber hinaus zu stillen, da das Stillen auch für Kleinkinder noch viele Vorteile (wichtige Nährstoffe und Abwehrstoffe) bietet.
Diese Empfehlung wird von Frauen manchmal als zu lang empfunden, vor allem, wenn der Partner dagegen eingestellt ist. Doch sie ist nicht nur aufgrund der Schutzwirkung die beste

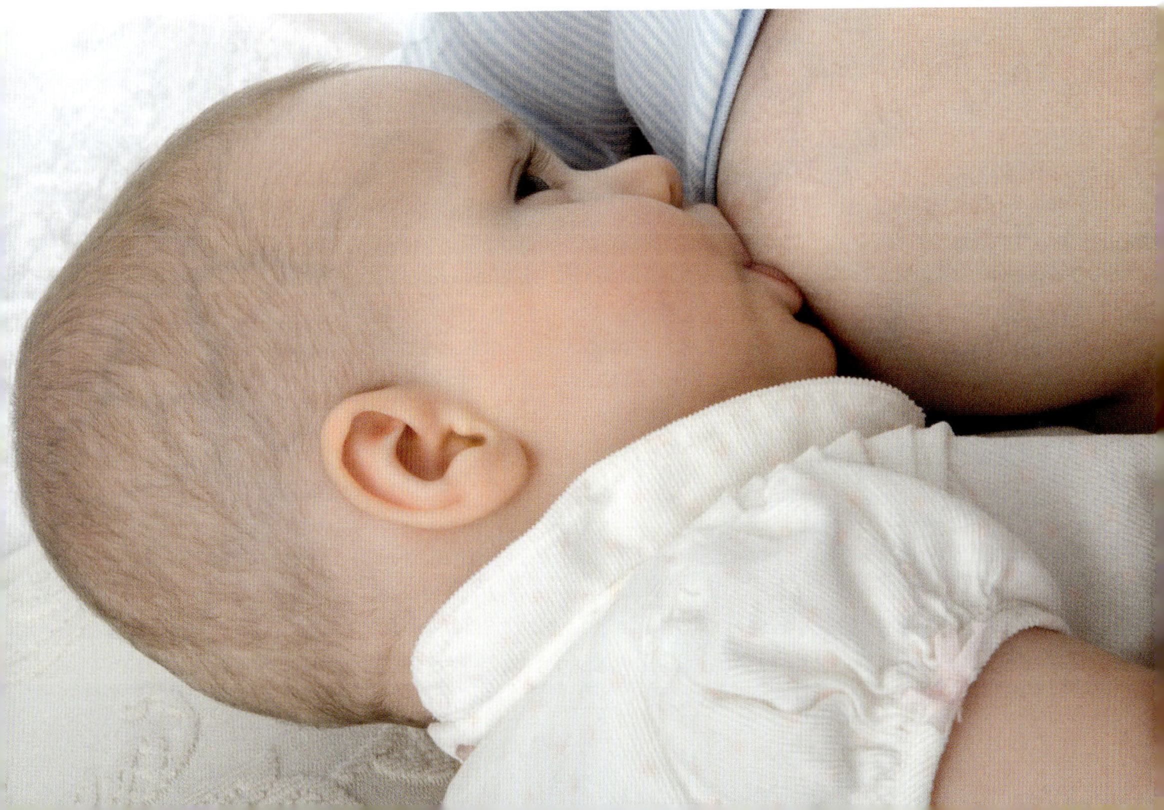

Wahl und in vielen Kulturen und Religionsschriften selbstverständlich. Versuchen Sie zumindest möglichst nahe an die Empfehlungen heranzukommen. Jede Woche, die Sie länger stillen, schützt Ihr Kind nachweislich.

Wenn Mütter länger stillen, sollten sie ganz besonders auf ihre eigene gesunde Ernährung achten.
Versorgen Sie sich – auch während des Stillens – ausreichend mit Getreide- und Milchprodukten, Gemüse und Obst, da sonst ein Mineralstoffmangel auftreten kann (siehe: *Essen und Trinken in der Stillzeit* ☞ weiterführende Literatur).

Stillhäufigkeit

Jedes Kind hat seinen eigenen Rhythmus. Primär bestimmt daher das Hungergefühl Ihres Kindes die Anzahl der Mahlzeiten. Anfangs kann das sehr häufig sein: 8- bis 12-mal täglich gilt als Faustregel. Verlangt das Baby in den ersten Monaten häufiger als alle 2 Stunden die Brust (meist in den Abendstunden), spricht man von Clusterfeeding. Dabei „bestellt" das Kind durch häufiges Saugen die Milchmenge für den nächsten Tag.
Auch in Wachstumsschüben oder bei großer Hitze verlangt das Kind öfter nach Muttermilch, um seinen größeren Hunger bzw. Durst zu stillen.
Vereinzelt halten sich Mütter immer noch an den veralteten Ratschlag im Vier-Stunden-Rhythmus zu stillen, obwohl das Kind sich zwischen diesen starr vorgegebenen Mahlzeiten aus Hunger oder Durst weinend meldet. Das Kind schreien zu lassen ist vielen Müttern – zum Glück – instinktiv nicht möglich. Für Ihr Baby wäre es auch überhaupt nicht verständlich, warum es das Gebrauchte nicht bekommt.

Fälschlicherweise wird Müttern noch immer vereinzelt empfohlen, exakt nach einem Zeitplan im Vier-Stunden-Rhythmus zu stillen.
Das ist Unsinn, denn ***das Bedürfnis Ihres Kindes lässt sich nicht mit der Uhr bestimmen!***
Wenn Ihr Kind lautstark ausdrückt, dass etwas Wesentliches nicht stimmt (bei Hunger, Durst oder nachts), erwartet es Ihr Kommen und Ihre Nähe!

Liebe und Zuneigung können Sie Ihrem Kind nie zu viel geben! Es schöpft daraus Vertrauen und Sicherheit, die es sein Leben lang begleiten werden.

Nach kurzer Zeit werden Sie sich zu einer „Spezialistin in nonverbaler Kommunikation" entwickelt haben und die ☞ Hungerzeichen (z. B. Suchbewegungen mit dem Mund, Hand-zum-Mund-Führen etc.) richtig zu deuten wissen! Reagieren Sie, bevor das Kind schreit, denn Schreien ist meist bereits ein eindeutiges Zeichen von Frustration.

Es dauert in etwa ein halbes Jahr (manchmal auch etwas länger), bis sich der Rhythmus auf 5 bis 6 Mahlzeiten pro Tag (und eventuelle Nachtmahlzeiten) einpendelt. Bleiben Sie später im Kleinkindalter auch bei etwa 5 Mahlzeiten pro Tag.

3 Hauptmahlzeiten und 2 kleine Zwischenmahlzeiten sind auch für Kleinkinder, Schulkinder und Erwachsene eine günstige Mahlzeitenverteilung. Konzentration und körperliche Leistungsfähigkeit werden dadurch verbessert.

Stillhindernisse

Bauchkoliken, Hautausschläge oder Durchfallerkrankungen sind in der Regel kein zwingender Grund um abzustillen. Nur bei etwa 2 % der Mütter gibt es Gründe, die ein eingeschränktes Stillen oder gar ein Abstillen erforderlich machen.

• Bei Trinkschwäche (z. B. bei ☞ Frühgeborenen), schwerer Erkältung oder einem Herzfehler Ihres Kindes wird die Ärztin eventuell zum ☞ Abpumpen von Muttermilch raten, denn Stillen wäre für das Kind zu anstrengend.
Ist Abpumpen oder Stillen nicht (mehr) möglich, so soll das Kind mit industriell gefertigter Säuglingsmilchnahrung ernährt werden.

• Bei Flach- oder Hohlwarzen sollten Sie sich schon zu Beginn der Schwangerschaft nach Stillhilfen erkundigen. Lokale Hindernisse (z. B. nach innen gehende Brustwarzen) sind dank moderner Hilfsmittel und guter Stillberatung nur noch selten ein Stillhemmnis.
Manchmal wird Stillen dann jedoch als zu umständlich oder zu schmerzhaft empfunden.

• Nach Brustoperationen oder bei der sogenannten „nicht gängigen Brust" können Milchgänge verschlossen sein. Dann ist oft nur Teilstillen möglich.

• Bestimmte chronische Erkrankungen der Mutter oder eine so ernste Erkrankung, dass ihre eigene Gesundung im Vordergrund steht, können Stillhindernisse sein.

• Während der Stillzeit kann es vorkommen, dass die Mutter Medikamente einnehmen muss. Manche davon gelangen in die Muttermilch und können so dem Kind schaden.
Beispielsweise sind Zytostatika (wichtige Medikamente zur Krebstherapie) für Säuglinge sehr gefährlich. Sie hemmen auch das Zellwachstum des Kindes. Daher darf während ihrer Einnahme nicht gestillt werden!

An die Mutter verabreichte Antibiotika können vereinzelt Durchfall beim gestillten Kind hervorrufen und das kindliche Immunsystem schwächen. Gelegentlich entwickeln Kinder auch eine Allergie darauf.

Bei jeder Gabe von Medikamenten während Schwangerschaft bzw. Stillzeit muss die Ärztin den Nutzen für die Mutter gegen die Nebenwirkungen beim Kind abwiegen! Es müssen Medikamente gewählt werden, die kaum in die Muttermilch übergehen bzw. vom Kind kaum aufgenommen werden können.

Während der Schwangerschaft und Stillzeit sollten Antibiotika nur bei unbedingter Notwendigkeit (z. B. bei ☞ Brustentzündung) genommen werden! Stillen ist aber bei richtiger Auswahl der Medikamente meist möglich.

• Bei HIV-Infektion darf hierzulande nicht gestillt werden, da Ansteckungsgefahr für das Kind besteht. Die Muttermilch kann aber pasteurisiert gegeben werden. In manchen Entwicklungsländern überwiegen die Vorteile des Stillens aber so sehr, dass das Ansteckungsrisiko in den ersten 6 Monaten in Kauf genommen werden muss.

• In manchen Fällen wird wirklich zu wenig Milch gebildet, um das Kind längere Zeit ausreichend zu versorgen. In diesem Fall sollte nicht vergessen werden, dass jeder Tropfen Muttermilch für das Kind schon ein großer Gewinn ist. Sie sollten zumindest versuchen, die vorhandene Milch zu geben, da sie viele Abwehrstoffe enthält.

Idealerweise erfolgt hier eine Umstellung auf ☞ Zwiemilch-Ernährung. Mittlerweile sind auch industrielle Säuglingsmilchnahrungen gut entwickelt. Auch wenn Sie nicht stillen, können Sie durch liebevolles Halten, Augenkontakt und Zärtlichkeit Ihrem Baby das Gefühl der Geborgenheit geben!

• Bestimmte Erkrankungen des Babys (Galactosämie) können der Gabe von Muttermilch und Milchnahrung entgegenstehen.

• Außerdem gibt es eventuell psychosoziale Faktoren, die Stillen erschweren oder unmöglich machen.
Diese können vielerlei Ursachen haben, z. B. Arbeiten, die schwer mit dem Stillen vereinbar sind, Überforderung, nachgeburtliche Depression, eine körperfeindliche Erziehung oder Gewalterfahrung.

Stillprobleme

Stillen braucht auch nach den ersten Anfängen immer wieder einmal Unterstützung. Nehmen Sie bei Stillproblemen jeglicher Art, seien es wunde Brustwarzen, ☞ Milchstau, ☞ Brustentzündung oder (scheinbar) zu wenig Milch (z. B. nach Epiduraler Anästhesie), eine professionelle Stillberatung in Anspruch! Anlaufstellen dafür sind sowohl die Hebammen und Mütter- und Väterberaterinnen als auch der Berufsverband der Still- und Laktationsberaterinnen IBCLC, die *La Leche Liga* oder weitere Stillorganisationen (siehe ☞ Adressverzeichnis). Nutzen Sie auch die Möglichkeit, sich im Eltern-Kind-Zentrum oder in einem Stillcafe mit anderen Frauen auszutauschen.

Stilltee

Zu Beginn der Stillzeit wird oftmals empfohlen, täglich etwa 1/2 Liter Stilltee zu trinken, um die Milchmenge zu steigern. Anis, Kümmel und Fenchel bilden die Basis des Stilltees. Wissenschaftlich bewiesen ist seine Wirkung jedoch nicht. Häufiges Anlegen ist ein effektiveres Mittel, die Milchmenge zu erhöhen. Trinken Sie ausreichend!

Heuschnupfen-Allergikerinnen sollten sich beraten lassen, ob sie Anis, Kümmel und Fenchel in größeren Mengen vertragen.

Stress

Stress durch Haushalt, „Nestbau", finanzielle Sorgen oder Krisen in der Beziehung infolge des Lebens zu dritt belasten viele Mütter. Starke seelische bzw. körperliche Belastungen können aber zu (plötzlichem) Rückgang des Milchflusses führen. Eventuell kommt es dadurch zu einem ☞ Milchstau.
Nehmen Sie sich Zeit und verwöhnen Sie sich! Warten Sie gar nicht erst, bis

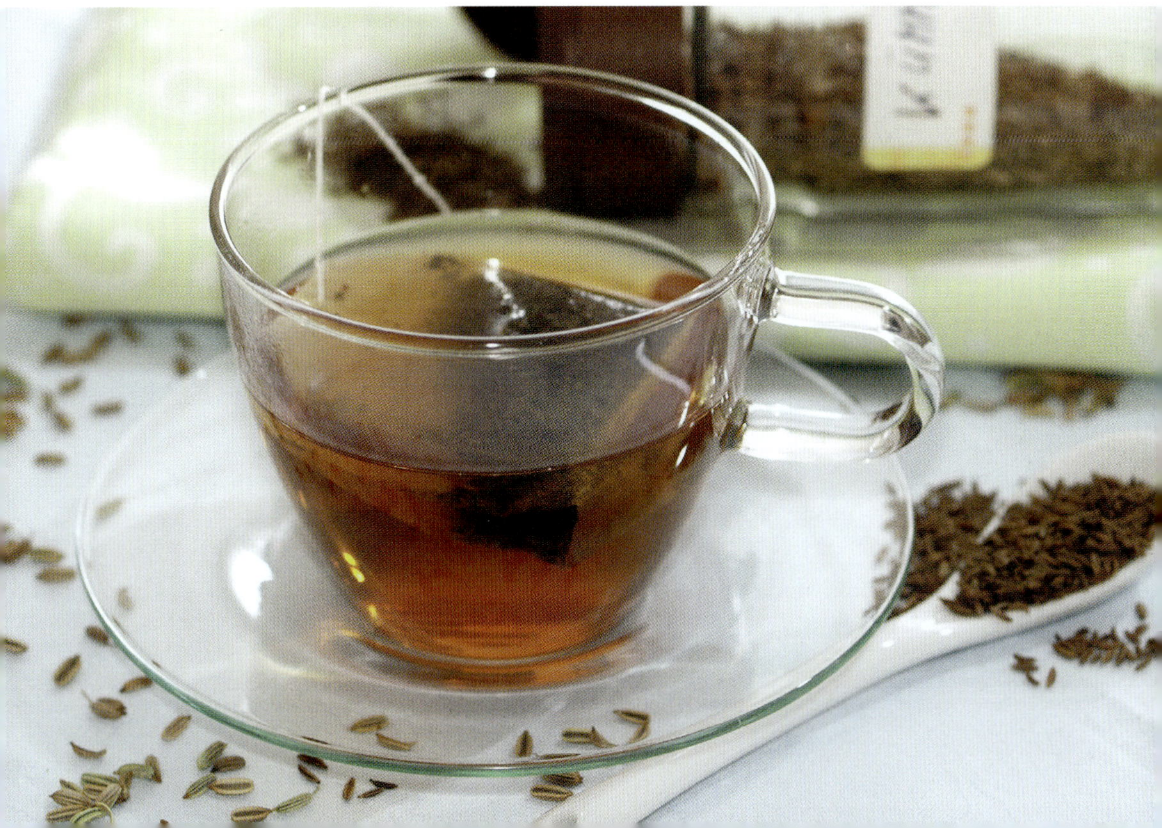

Sie „ausgebrannt“ sind! Tanken Sie Kraft, wann immer Sie können! Zum Beispiel durch einen gemütlichen Spaziergang, durch entspannende Gymnastik, ein gutes Buch, ein aufbauendes Gespräch, sanfte Musik, ein genüssliches Bad ...

Es gibt Kulturen, in denen Schwangere und Stillende wie „rohe Eier“ behandelt und sehr verwöhnt werden. Von ihnen wird jede Sorge, jeder Ärger und jeder Stress ferngehalten. Das klingt nach Paradies, nicht wahr?
Leider ist das bei uns nicht immer so! Manchen Vätern ist diese sensible Situation der Mütter zu wenig bewusst und zum Teil fühlen sie sich selbst überfordert. Informierte, einfühlsame Väter können jedoch einen wertvollen Beitrag zur Entlastung der Schwangeren und der stillenden Mutter leisten (☞ Merkblatt für Väter unter www.hanreich-verlag.at).

Stuhlgang

Die Frage nach der Häufigkeit des Stuhlgangs beim gestillten Säugling beschäftigt viele Mütter.
Das Mekonium (allererster Stuhl) sollte nach 8 Stunden ausgeschieden werden. Ab dem 2. Lebenstag soll mind. 3-mal pro 24 Stunden Stuhlgang erfolgen, denn in den ersten 4 bis 6 Wochen ist dies ein Zeichen dafür, dass Ihr Kind ausreichend Muttermilch bekommt. Später kann es sein, dass oft tagelang nichts „Festes“ ausgeschieden wird. Muttermilch ist so zusammengesetzt, dass das Kind fast alles verwerten kann, sobald die Verdauung gut eingespielt ist. Da bleibt manchmal gar nicht mehr viel übrig. Prinzipiell ist bei einem voll gestillten Kind später alles möglich: von „7-mal am Tag bis alle 7 Tage einmal“. Und selbst von dieser weitgefassten Regel gibt es noch Ausnahmen. Fragen Sie im Zweifelsfall Ihre Kinderärztin.

Immer wieder wird in Seminaren die Frage gestellt, wie der Stuhl normalerweise aussieht, wenn mit Muttermilch gefüttert wird. Der Stuhl von voll gestillten Säuglingen ist eher flüssig, von gelblich-grüner Farbe und riecht mild säuerlich.
Flaschengefütterte Kinder weisen einen festeren Stuhl auf, dessen Farbe und Geruch anders sind.
Wird Beikost gegeben, gelangen Bestandteile der Lebensmittel in den Stuhl und verändern ihrerseits den Geruch und die Farbe.

Sieht der Stuhl bei Beikostgabe immer wieder Hasenkot ähnlich aus, kann dies neben Flüssigkeitsmangel auch eine andere Ursache haben. Ziehen Sie Ihre Ärztin zu Rate!

Vitamin B

Es ist wichtig , dass Sie, als Mutter, mit der Nahrung die Vitamine des B-Komplexes aufnehmen, damit genügend Muttermilch produziert werden kann.

Hauptsächlich werden Sie durch Vollkorngetreide und Milchprodukte mit Vitamin B versorgt. Hafer und Polenta (Maisgrieß) unterstützen die Milchbildung, denn sie enthalten außerdem viele Mineralstoffe. Eine sehr gute Vitamin-B-Quelle ist auch Hefe.
Daher ist es nicht verwunderlich, dass man früher stillenden Müttern hefereiches Bier zu trinken gab.
Alkoholfreies Bier, Suppenwürze auf Hefebasis oder Hefeflocken (zum Gemüse) steigern die ☞ Milchmenge. Vereinzelt reagieren Kinder jedoch mit ☞ Blähungen auf zu viel Hefe in der Nahrung ihrer Mutter.

Vitamin D

Vitamin D unterstützt den Knochenaufbau des wachsenden Kindes. Es wird durch die Sonne in der Haut (auch hinter Fensterglas) aktiviert. In unseren Breiten kommen speziell im Winter zu wenig Sonnenstrahlen auf die Haut. Nicht immer ist daher in der Muttermilch ausreichend Vitamin D enthalten bzw. produziert das Kind selber manchmal (vor allem bei dunkler Hautpigmentierung) zu wenig an Vitamin D.

Unabhängig davon, ob das Baby gestillt wird oder nicht, soll nach den aktualisierten DACH-Referenzwerten, im ersten Lebensjahr und in den Wintermonaten des 2. Lebensjahres eine Tablette Vitamin D nach Anleitung der Ärztin gegeben werden. Zum Teil werden Tabletten in einer Kombination mit Fluor (zur Vorbeugung gegen Karies) verabreicht.

Vitamin K

Vitamin K, das für die Blutgerinnung wichtig ist, wird dem Säugling zum Schutz vor Gehirnblutungen im Regelfall 3-mal gegeben: 2 Tropfen am ersten Lebenstag, 2 am 4. Tag und 2 zwischen 4. und 6. Lebenswoche.

Wunde Brustwarzen

Wenn die Anlegetechnik nicht stimmt und das Kind z. B. aufgrund von eingestülpten Lippen nur die Brustwarze, nicht jedoch den Vorhof im Mund hat, kann es zu sehr schmerzhaften, wunden Brustwarzen kommen.
Legen Sie immer an der weniger wunden Seite zuerst an. Lassen Sie Ihre Anlegetechnik kontrollieren und anatomische Gründe (z. B. Zungenbändchen) ausschließen.
Eventuell hilft ein Stillhütchen, um die wunde Brust während des Stillens vorübergehend zu schonen, während weiter gestillt wird. Es wird jedoch nicht von jedem Kind akzeptiert.
Außerdem: Das Auftragen von Lanolin (gereinigtem Wollfett) nach dem Waschen hat sich bewährt.

Mehrere in der Mitte ausgeschnittene Stilleinlagen übereinander schützen Sie zwischen dem Stillen. Die Verletzung heilt von innen nach außen.

Wundsein

Hat ein gestilltes Kind einen wunden Po, können eventuell Zitrusfrüchte in der Ernährung der Mutter die Ursache dafür sein. Aber auch scharfe Gewürze (Pfeffer, Chili, Curry, Tabasco etc.) können Wundsein auslösen. Sie sollten dann gemieden werden!
Manche Kinder reagieren auch auf Zwiebel oder auf säurehaltige Lebensmittel, wie z. B. Tomaten, mit wundem Po. Ein genereller Verzicht auf diese Lebensmittel ist aber nicht sinnvoll.
Häufiges Windelwechseln, im Warmen nackt strampeln zu lassen, sanftes Abtupfen und Eincremen sind die gängigsten Maßnahmen dagegen.

Zufüttern

Von Zufüttern spricht man einerseits, wenn nach der Geburt außer Muttermilch noch die Flasche, der Becher oder der Löffel mit Milchnahrung angeboten werden, andererseits, wenn beim ☞ Abstillen von Muttermilch auf Säuglingsnahrung gewechselt wird und beides eine Zeit lang parallel angeboten wird (☞ Zwiemilchernährung).
Das Zufüttern nach der Geburt ist sehr selten wirklich notwendig und soll immer von der zuständigen Ärztin veranlasst sein! Das gesunde, gestillte, reife Neugeborene durchläuft (bei Mensch und Säugetier) bestimmte Anpassungsprozesse nach der Geburt. Es hat z. B. ausreichend Zwischenzellwasser eingelagert. Der Gewichtsverlust von

Bei einem Gewichtsverlust zwischen 7 und 10 % des Neugeborenen sollte das Stillen überprüft werden! Anlegetechnik und effektives Trinken müssen von einer Stillberaterin oder Hebamme kontrolliert werden.

ca. 5 bis 7 % nach der Geburt geht zu 90 % auf dessen Konto. Die restlichen 10 % sind durch den geringen Energieverbrauch für das Wachstum in den ersten 3 Lebenstagen und durch die erste Ausscheidung über den Darm bedingt. Auch der Blutzuckerspiegel steigt nach anfänglichem Abfallen bald wieder an, sodass weder die routinemäßige Gabe von Wasser noch von Zuckerlösung notwendig ist.
Verliert ein reif geborenes Kind in den ersten Lebenstagen jedoch über 10 % seines Geburtsgewichtes, weil noch nicht ausreichend Muttermilch gebildet wird oder das Kind zu trinkschwach ist, wird die Ärztin das Zufüttern mit abgepumpter Muttermilch, mit Frauenmilch oder Säuglingsnahrung veranlassen.
Bis entschieden werden kann, ob die Mutter voll stillen kann oder ihr Kind mit ☞ Anfangsnahrung füttern wird, soll als Muttermilchersatz ausschließlich eine ☞ HA-Nahrung gegeben werden – egal ob das ☞ Allergierisiko des Kindes erhöht ist oder nicht.
Achten Sie darauf, dass die zusätzliche Nahrung im Becher oder mit dem Finger-Feeder etc. statt in der Flasche ge-

geben wird (☞ Saugverwirrung)! Es soll innerhalb einer Mahlzeit immer zuerst gestillt und dann zugefüttert werden, um unerwünschtes ☞ Abstillen zu verhindern.

Zwiemilch-Ernährung

Wenn die Muttermilchmenge im ersten Lebenshalbjahr – trotz Beratung durch eine Hebamme, Stillberaterin, Mütter- und Väterberaterin oder eine Ärztin – nicht ausreicht, steigen viele Mütter auf die sogenannte „Zwiemilch-Ernährung" um.
Dabei werden sowohl Muttermilch als auch Säuglingsmilchnahrung in der Flasche oder über das „Brusternährungsset" (siehe Kasten) angeboten. Es wird meistens eine ☞ PRE-Nahrung oder ☞ HA-Nahrung verwendet!
Stillen Sie immer zuerst, und füttern Sie dann ergänzend zu! So können Sie auf den tatsächlichen Bedarf Ihres Kindes eingehen. Denn phasenweise verlangt das Kind 40 bis 70 ml zusätzlich, dann reicht Muttermilch wieder tage- oder wochenlang völlig aus!

Wenn das Trinken aus der Flasche zu leicht fällt, gewöhnen sich Kinder rasch daran und werden „trinkfaul". Deshalb ist darauf zu achten, dass das Saugerloch klein genug ist (Teesauger verwenden!). Wenn Sie die Flasche umdrehen, soll nicht mehr als 1 Tropfen pro Sekunde auslaufen, damit das Kind seine Saugmuskulatur ebenso nutzt wie beim Trinken an der Brust. Denn bei falscher Handhabung, wenn das Trinken aus der Flasche übermäßig leicht fällt, kann Zwiemilch-Ernährung der erste Schritt zum ungewollten ☞ Abstillen sein.
Halten Sie bewusst Blickkontakt, wenn Sie Flaschenmahlzeiten geben! Wenden Sie sich liebevoll zu und achten Sie auf viel zusätzlichen Körperkontakt!

*Wenn sich das Stillen noch nicht so gut eingespielt hat (vor allem in den ersten 6 Wochen), kann es durch das technisch andere Saugen an einer Flasche zur sogenannten **„Saugverwirrung"** kommen.*
Auch ein ☞ Schnuller kann das Kind in seinem Saugverhalten irritieren.

*Hier ist das **Brusternährungsset** als Stillhilfsmittel einen Versuch wert. Dabei wird Säuglingsmilchnahrung über zwei dünne Schläuche zu den Brustwarzen geführt, sodass das Kind erfolgreich saugen und damit gleichzeitig die Muttermilchproduktion ankurbeln kann.*

***Achtung:** Die Anleitung des Herstellers des Brusternährungssets ist oft unzureichend.*
Informieren Sie sich bei ausgebildeten Stillberaterinnen, v. a. bei ☞ spezialisierten IBCLCs .

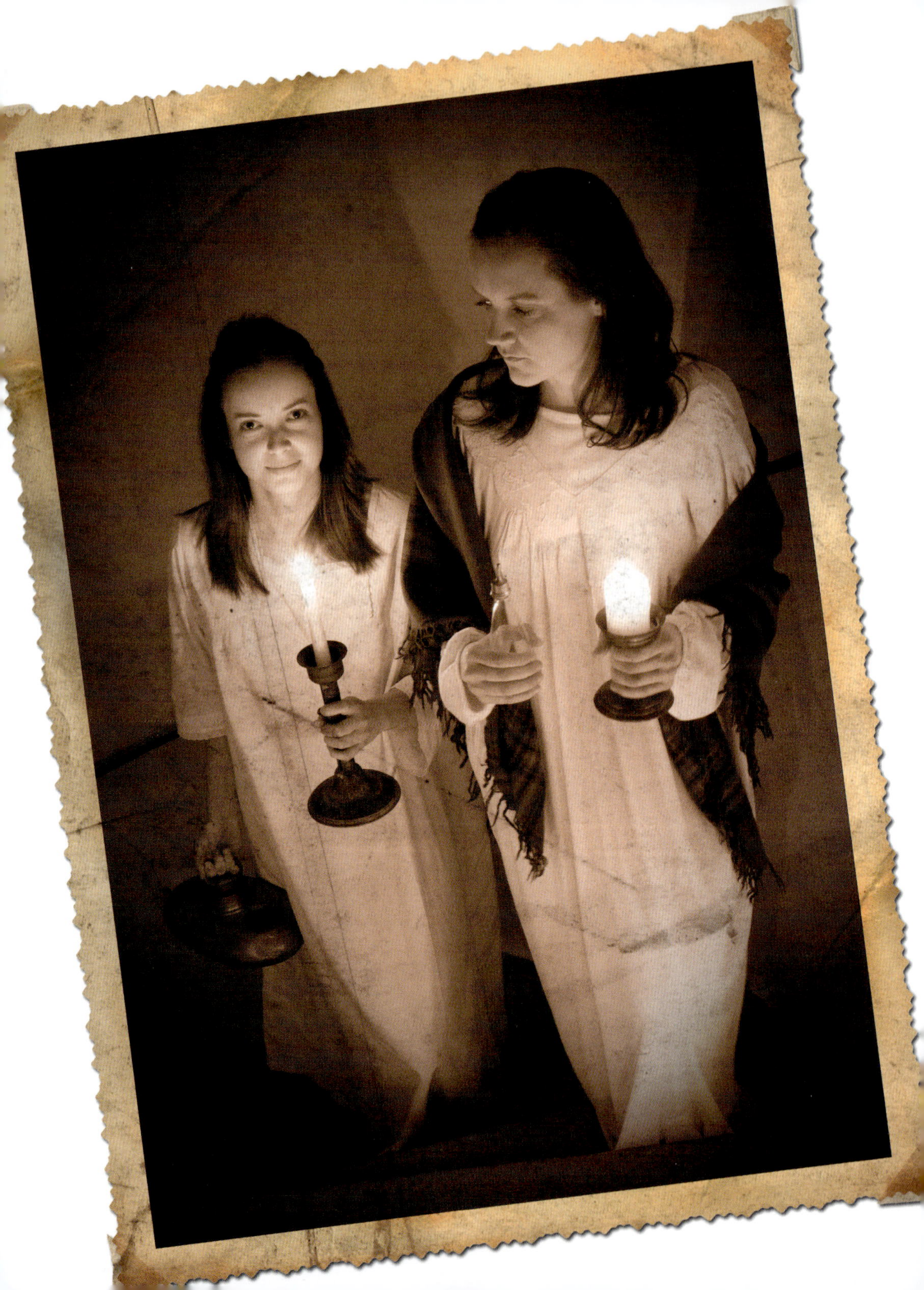

„FLASCHE" – NUR EIN ERSATZ

Die Babyflasche *(der Schoppen)* ist keine moderne Erfindung. Schon in der Antike wurden Kinder, die nicht gestillt werden konnten, mit der Flasche ernährt. Wie das Bild auf der linken Seite zeigt, gab es Anfang des 19. Jahrhunderts noch Glasflaschen mit Metallsaugern und Fläschchenwärmer aus Metall. Sie wurden im Laufe des letzten Jahrhunderts durch Flaschen aus nahezu unzerstörbarem (jedoch nicht ganz unumstrittenem) Plastik mit weichem Silikonsauger ersetzt.
Sowohl die Verpackung als auch der Inhalt werden ständig weiterentwickelt. Früher waren mit Mehl vermischtes Wasser oder verdünnte tierische Milch die einzigen Alternativen, wenn weder Muttermilch noch die Milch einer Amme zur Verfügung standen.

Ab dem Zweiten Weltkrieg wurde Muttermilchersatz in großem Umfang industriell hergestellt. Die Pulvernahrung hielt Einzug in nahezu jedem Familienhaushalt und galt jahrelang fälschlicherweise als der Muttermilch gleichwertig, ja sogar überlegen.
Die Nahrungen waren damals sehr energiereich, aber arm an Vitaminen. Sie mussten daher schon im 2. Lebensmonat durch Beikost ergänzt werden. Als Folgen entwickelten manche Kinder Übergewicht und Allergien.
Viel wurde seitdem zur normalen Ernährung des Babys mit Muttermilch, die das Kind optimal und individuell versorgt, geforscht. Manche Forschungsergebnisse konnten bei der Entwicklung der heute handelsüblichen Säuglingsnahrungen umgesetzt werden. Dadurch wurde auch die verfrühte Gabe von Beikost unnötig.
Industrielle Säuglingsnahrung muss jedoch noch viel weiterentwickelt werden und kann nur ein „Ersatz" sein.

Muttermilchersatz – kritisch betrachtet

Der positive Trend, weg von der industriell erzeugten Säuglingsmilchnahrung und zurück zum Stillen, bringt es mit sich, dass mehr und mehr Mütter Industrienahrung generell ablehnen.
Sie können im 1. Lebensjahr durchaus auf industrielle Säuglingsmilchnahrung verzichten, wenn Sie nach und nach laut ☞ Mahlzeitenfahrplan bis zu 3 Stillmahlzeiten durch Beikost ergänzen oder tauschen und am Ende des 1. Lebensjahres noch mindestens 2-mal pro Tag (inklusive Nacht) gestillt wird. Schwierig wird es, wenn das Kind sich vorzeitig abstillt.
Die Verfechter alternativer Kostformen glauben dann oftmals, dass eine Ersatzmischung auf pflanzlicher Basis

(z. B. Frischkorn-, Mandel- oder Sojamilch) ein besserer Muttermilchersatz sei als industriell gefertigte Nahrung. Doch vegetarische Mischungen sind der Muttermilch in der Zusammenstellung des Mineralstoff- und Eiweißgehaltes noch unähnlicher als tierische Milch. Selbstgemachter Muttermilchersatz deckt den Nährstoffbedarf Ihres Kindes nicht und erhöht schlagartig das ☞ Allergierisiko! Darüber hinaus fehlen bei allen selbst zubereiteten Nahrungen die Kontrollen auf Schadstoffbelastungen. Das hygienische Risiko (die Gefahr von ☞ Durchfall und Erkrankung) ist bei Selbstzubereitung ungleich höher. Wie folgender Überblick zeigt, ist das „Selbermachen" hier keine befriedigende Alternative zur industriellen Nahrung.

Frischkornmilch

Die Kostform nach *Bruker* schlägt als Muttermilchersatz die sogenannte Frischkornmilch vor, die aus roher, verdünnter ☞ Kuhmilch und bis zu 4 verschiedenen, fein gemahlenen, rohen Getreidemehlen besteht.
Rohmilch wird aus hygienischen Gründen für Kinder erst ab dem 6. Lebensjahr empfohlen. Rohes Getreide ist schon für empfindliche Erwachsene schwer verdaulich, für den zarten Darm des Säuglings bedeutet seine Verdauung wahrlich Schwerstarbeit. Vereinzelt kann rohes Getreide sogar lebensbedrohlich sein oder für das ganze weitere Leben schädigen! Dann nämlich, wenn Ihr Kind eine ☞ Zöliakie entwickelt. Die Gabe von **gekochtem, glutenreichem Getreide wird empfohlen, während noch gestillt wird.**
Da viele Mütter nicht länger als ein halbes Jahr stillen, rät man, kleine Mengen ☞ Gluten zwischen Mitte des 5. und Ende des 7. Monats anzubieten. Rohes Getreide aber – auch in Form von (nicht gekochten) Müsliflocken – soll erst **nach Ende des 2. Lebensjahres** gegeben werden.

***Alternative Kostformen** sind für Säuglinge daher **nicht geeignet!** Erwachsene können einseitige Ernährungsweisen (Makrobiotik, zu strengen Vegetarismus etc.) durch gespeicherte Reserven des Körpers kurzzeitig ausgleichen. Ihr Kind kann das nicht!*

Sojamilch

Oft wird Sojamilch als Muttermilchersatz in Erwägung gezogen, wenn ein erhöhtes ☞ Allergierisiko besteht.
Doch ☞ **Soja löst** etwa ebenso **oft Allergien aus** wie Kuhmilch, bzw. reagieren 30 bis 50 % der Kuhmilchallergiker auch auf Soja. Dies ist umso bedenklicher, da Soja mittlerweile als Verdickungsmittel in fast allen Fertiggerichten verwendet wird.
Eine sojafreie Ernährung – wie sie ein ☞ Soja-Allergiker praktizieren muss – ist daher sehr schwer durchzuziehen.

Das ist jedoch nicht der einzige Grund, weshalb herkömmliche Sojamilch als Muttermilchersatz nicht geeignet ist. In **reiner Sojamilch fehlen wesentliche Inhaltsstoffe** (z. B. wichtige Eiweißbausteine, Carnitin, Taurin, essentielle Fettsäuren und das zum Knochenaufbau wichtige Calcium). Diese sind in industriellen ☞ Soja-Nahrungen zugesetzt, weshalb ausschließlich sie als Säuglingsnahrungen verwendet werden dürfen, wenn die Wahl aus ethischen Gründen auf Soja fällt!
Darüber hinaus enthält die Sojabohne Substanzen, die eine Aufnahme von Mineralstoffen stark hemmen. Die Diskussionen um Gen-Soja erhitzen außerdem die Gemüter.
Weiters fand man in Soja natürliche Inhaltsstoffe, die bestimmten weiblichen Sexualhormonen ähnlich sind. In größeren Mengen können diese den Menstruationszyklus verlängern. Die Mengen, die ein Erwachsener davon mit Sojaprodukten (z. B. durch Tofu, Sojamilch, Sojasaucen) aufnimmt, sind unbedenklich.
Ein Säugling nimmt jedoch im Verhältnis zu seinem Körpergewicht mit einem Muttermilchersatz aus Soja etwa die 6- bis 11-fache Menge zu sich.
Vereinzelte Studien zeigen, dass sich diese östrogenähnlichen Substanzen auf den Organismus des Babys nicht wie ein Hormon auswirken.
Evtl. kann es jedoch später zu verfrühter Pubertät kommen. Wissenschaftlich ist noch vieles unklar. **Fachgremien raten** daher, nach Möglichkeit **auf Soja-Nahrungen zu verzichten.**

Mandelmilch

In alternativen Kreisen ist auch Mandelmilch als Muttermilchersatz sehr beliebt. Dabei handelt es sich um das Kochwasser von gemahlenen Mandeln. Ähnlich wie bei Sojamilch fehlen darin wichtige Vitamine (z. B. Vitamin B_{12}) und Mineralstoffe. Auch die Nährstoffe sind denen der Muttermilch nicht gleichwertig.

Bei Mandelmilch besteht außerdem die Gefahr, dass giftige Blausäure aus Bittermandeln enthalten ist. Durch ausreichendes Kochen wird die Blausäure zerstört.
Zudem sind Mandeln – wie alle Nusssorten – sehr oft von Schimmelpilzen befallen, deren Gift durch Kochen nicht völlig zerstört wird.

Schaf-, Ziegen- & Stutenmilch

Immer häufiger werden Ziegen-, Schaf- oder Stutenmilch als perfekter Muttermilchersatz angepriesen.
Doch ein Vergleich zeigt, dass alle tierischen Milchsorten eine gänzlich andere Zusammensetzung der Nährstoffmengen aufweisen als Frauenmilch.

Generell ist die Menge an Eiweiß und Mineralstoffen höher, denn Lämmer, kleine Ziegen, Fohlen und Kälber müssen schneller wachsen als Menschenkinder. Zu viel Eiweiß belastet jedoch die Nieren eines Säuglings, **daher ist von tierischer Milch abzuraten.**

Nährstoffvergleich reifer Frauenmilch mit tierischen Milchsorten

pro 100 g	Frauenmilch	Kuhmilch	Schafmilch	Ziegenmilch	Stutenmilch
Energie (kcal)	69	64	96	67	47
Energie (kJ)	288	269	400	281	199
Eiweiß (g)	**1,13**	**3,34**	**5,27**	**3,69**	**2,2**
Fett (g)	**4,03**	3,57	6,26	3,92	1,5
Linolsäure (g)	**0,38**	0,09	0,16	0,09	0,04
Kohlenhydrate (g)	**7,0**	4,55	4,55	4,2	6,2
Mineralstoffe (g)	**0,21**	0,74	0,86	0,79	0,36

Quelle: Souci, Fachmann, Kraut: Die Zusammensetzung der Lebensmittel – Nährwerttabellen, 6. Auflage, medpharm scientific publishers Stuttgart 2000. Deutscher Bundeslebensmittelschlüssel (BLS).

Überdies sind in Schaf-, Ziegen- oder Kuhmilch bis zu 80 % Casein enthalten, aus dem Käse gewonnen werden kann. Frauenmilch hingegen enthält nur 20 bis 40 % Casein, der Hauptteil ist Molkeneiweiß (60 bis 80 %). Wird tierische Milch verdünnt, dann gleicht sich zwar die Eiweißmenge, nicht jedoch die Eiweißzusammensetzung der Frauenmilch an.
Dazu kommt, dass Eiweiß aus ☞ Kuh-, Schaf-, Ziegen- oder Stutenmilch „artfremd" ist. Vor allem gegen Kuh- und Stutenmilch können häufig Allergien auftreten.

Bei Verwendung von Ziegenmilch zur Zubereitung von Muttermilchersatz wird obendrein der Bedarf an Folsäure nicht gedeckt. Die Ziegenmilch-Nahrungen werden nur zum Teil angereichert. Andernfalls entsprechen sie einer 2er- oder 3er-Nahrung. Dazu zählen die diätetische Nahrung der Firma *Holle* (in deutschen und österreichischen Apotheken erhältlich) bzw. die Kindermilch *Bio-Bambini* der Firma *Sunval* (Deutschland), beide nach dem 12. Monat.
Im deutschen Versandhandel gibt es auch die mit Folsäure angereicherte, neuseeländische Anfangsnahrung namens *„Bambinchen"* aus Ziegenmilch.

Erst wenn genug Folsäure durch Beikost bzw. Familienkost aufgenommen wird (mind. eine ganze Gemüsemahlzeit à 190 g pro Tag), sind solche Säuglingsnahrungen zulässig. Ziegenmilch-Nahrungen werden jedoch von Fachgremien weder für gesunde noch für Babys mit Allergien angeraten.

Verdünnte Kuhmilch

Bevor es industrielle Säuglingsmilch gab, wurde häufig verdünnte Kuhmilch als Muttermilchersatz verwendet – im 1. Lebenshalbjahr als Halbmilch (also 1/2 Milch und 1/2 Wasser), später als Zwei-Drittel-Milch (eine Mischung von 2/3 Milch und 1/3 Wasser). Sie sicherte damals das Überleben vieler ungestillter Kinder.

Manchen Frauen scheint es auch heute noch naheliegend, im 1. Lebensjahr Kuhmilch statt teurer industrieller Säuglingsmilch zu verwenden. Doch **Vollmilch ist aus vielen Gründen im ganzen 1. Lebensjahr zur Zubereitung der Milchnahrungen nicht geeignet.** Fachgremien in Deutschland, Österreich und der Schweiz lehnen herkömmliche verdünnte tierische Milch als Flaschenkost in den ersten 12 Lebensmonaten generell ab.

Auch bei Kindern ohne erhöhtes Allergierisiko soll Kuhmilch – egal ob als pasteurisierte Vollmilch, als Extra-Vollmilch oder Haltbarmilch – noch nicht als Trinkmilch verwendet werden.

Selbst nach dem 6. Monat werden die Nieren des Kindes durch die große Eiweißmenge und den hohen Mineralstoffgehalt (Natrium, Calcium, Phosphor) der reinen Kuhmilch als Getränk überlastet. Gleichzeitig enthält Vollmilch zu wenig wichtige Fettsäuren, Vitamin C, Vitamin E und ☞ Eisen.

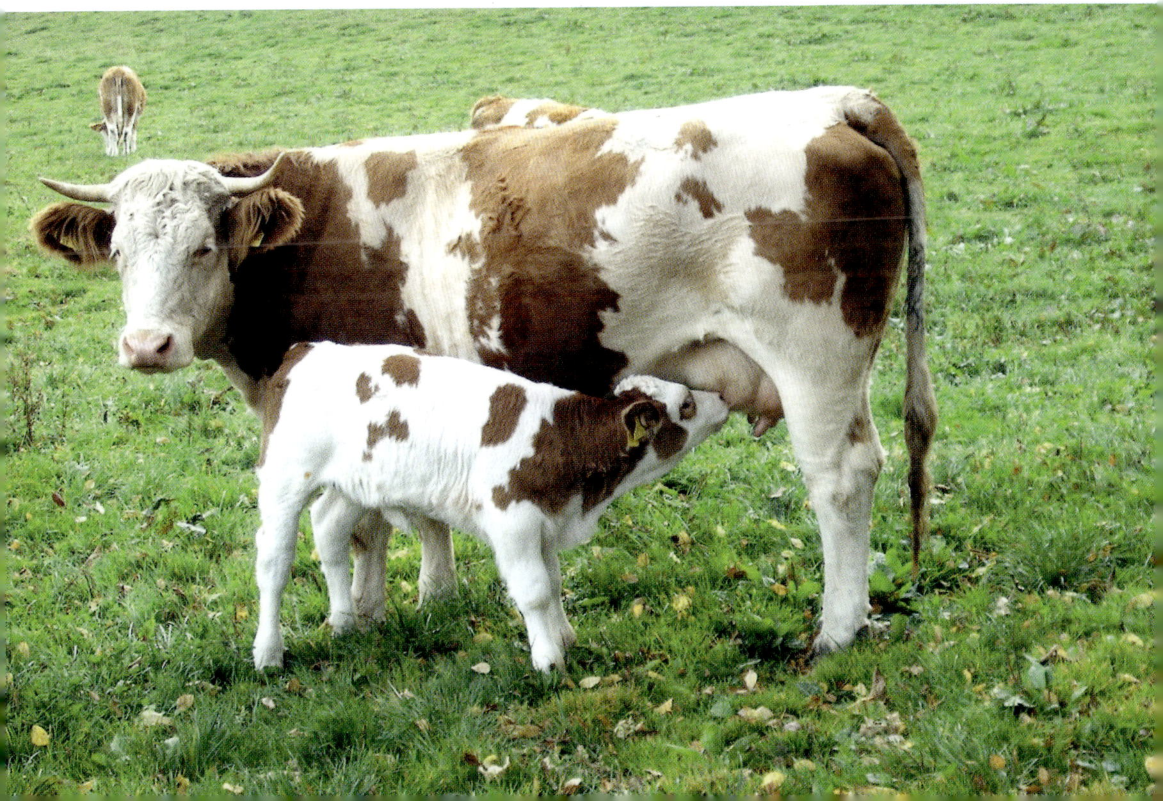

Bei ca. einem Drittel der mit Vollmilch ernährten Kinder wurde im 6. bzw. 7. Monat Eisenmangel festgestellt.
Tierische Milch ist im Vergleich zur Muttermilch eine unzureichende Eisenquelle. Kuhmilch enthält weniger Eisen, das darüber hinaus nur mangelhaft aufgenommen werden kann. Prinzipiell wird, wenn gleichzeitig Milch verzehrt wird, Eisen aus allen Lebensmitteln vom Körper schwerer aufgenommen.
Außerdem wurden bei mit Vollmilch ernährten Kindern versteckte Blutungen im empfindlichen Darm festgestellt. Und Blutverluste bedeuten immer auch einen Eisenverlust für den Körper. Als Auswirkung eines Eisenmangels kann es zu motorischen Entwicklungsverzögerungen und zu Appetitlosigkeit kommen.

Nur wenn weder Muttermilch noch industrielle Säuglingsnahrung zur Verfügung stehen, wird als **„Notnahrung"** eine selbst zubereitete Milchnahrung gegeben. **Nur dann** soll die Droese-Stolley-Milch, eine ergänzte Halbmilch, verwendet werden.

Wird die Droese-Stolley-Milch gegeben, so ist es notwendig, schon ab der 6. Lebenswoche zusätzlich Vitamin C beizumischen, da der Milchmischung wichtige Vitamine und Mineralstoffe fehlen. Dies erfolgt durch Zugabe von 2 EL frisch gepresstem Orangen-/Apfelsinensaft (oder ca. 3 EL Apfelsaft) und 5 g Karottenbrei zu je 200 ml Milch. Das frühe Zufüttern von Beikost

Droese-Stolley-Milch

100 ml	*pasteurisierte oder ultrahocherhitzte Vollmilch (ca. 3,6 % Fett)*
100 ml	*abgekochtes Wasser*
8 g	*Milchzucker (wenn nicht anders erhältlich: Haushaltszucker)*
5 g	*Mais- oder Reisstärke*
3 g	*Raps-, Sonnenblumen- oder Maiskeimöl*

Zubereitung:
Milch und Wasser mit Stärke und Milchzucker unter ständigem Rühren aufkochen. Dann das Öl mit dem Mixer oder Schneebesen einrühren. Jede Mahlzeit muss stets frisch gekocht und peinlichst sauber zubereitet werden!

Quelle: Manz F., Kersting M.: Die richtige Milch für nicht gestillte Säuglinge. Kinderärztliche Praxis, Sonderheft Säuglingsernährung (2000), 25 bis 29.

erhöht jedoch das ☞ Allergierisiko des Kindes und kann zu ☞ Wundsein führen. Im 2. Lebenshalbjahr müsste das Verhältnis von Milch zu Wasser auf 2:1 angepasst werden. Es können dann anstelle der Maisstärke feinste Haferflocken bzw. Grieß (aufgekocht!) verwendet werden.

Zum Thema Kuhmilch in der Beikost siehe Kapitel *„Getreide-(Mutter)milch-Brei"* (Seite 110) und *„Elternfragen zu Beikost-Lebensmitteln"* Unterkapitel *„Milch und Milchprodukte"* (Seite 142).

Industrielle Säuglingsnahrungen im Überblick

Muttermilch ist unumstritten die beste und kostengünstigste Nahrung für Ihr Kind. Sie bieten Ihrem Kind alles Notwendige, wenn Sie stillen, und Sie sparen in den ersten 6 Monaten bereits ca. € 500,– / CHF 730,–.

Viele Inhaltstoffe der Muttermilch sind in ihrer Funktion für das Kind noch nicht einmal erforscht. Waren es anfangs wichtige Aminosäuren, so fand man später Nukleotide. Mal sind es spezielle Fettsäuren (LCPUFA), welche dann auch die Säuglingsnahrungen verbessern. Ferner das „optimierte Eiweiß" – was bedeutet, dass versucht wird, näher an den ausgewogenen und daher niedrigen Eiweißgehalt der Muttermilch heranzukommen, um Übergewicht im späteren Alter zu vermeiden. Dazu kommt die ganze Reihe der pre- und probiotischen Zusätze, auf die ich im Kapitel der PRE-Nahrungen genauer eingehen möchte.

Doch manche Frauen entscheiden sich gegen das Stillen oder es bleibt keine andere Wahl, als Muttermilch zu ersetzen bzw. zu ergänzen. Fast alle, speziell jedoch Frauen mit Diabetes oder Gestationsdiabetes sollen innerhalb einer halben Stunde nach der Geburt, sonst 1- bis 3-mal am ersten Tag anlegen oder wenige Tropfen des von Hand entleerten ☞ Kolostrums geben.

Säuglingsmilchnahrungen sind zwar nur ein Ersatz, aber der bisher bestmögliche! Idealerweise kann die Gabe mit dem ☞ Brusternährungsset oder einer anderen alternativen Fütterungsmethode geschehen (☞ Zwiemilch-Ernährung). Ist dies nicht möglich, soll die Flasche dabei immer erst nach dem Stillen gegeben werden.

Väter oder Großeltern können nun (wie auch mit abgepumpter Muttermilch) den Säugling mit Nahrung versorgen. Durch „Arbeitsteilung" beim Füttern wird der Freiraum der Mutter größer.

Viele Mütter entwickeln Schuldgefühle, wenn sie nur die Flasche geben können, doch solche sind gänzlich fehl am Platz! Durch ihre Zärtlichkeit und viel Hautkontakt können nicht stillende Mütter ihrem Kind trotzdem das Gefühl der Nähe und Geborgenheit vermitteln!

Industrielle Säuglingsnahrungen sind heutzutage der Muttermilch so weit angepasst, dass sie in den ersten 4 bis 6 Monaten ohne zusätzliche ☞ Beikost gegeben werden können. Sie werden laufend kontrolliert und sind schadstoffarm.

Die Bezeichnung und Zusammensetzung der Nahrungen und das, was auf dem Etikett angeführt sein darf, ist innerhalb der EU gesetzlich geregelt. Man unterteilt die Säuglingsnahrungen in ☞ Anfangs- und ☞ Folgenahrungen. Auf Basis von Kuhmilch hergestellte Nahrungen werden als Säuglingsmilchnahrung und Folgemilch bezeichnet. Die auf Sojaeiweiß basierenden heißen ☞ Soja-Nahrungen.

Einteilung der Säuglingsnahrungen

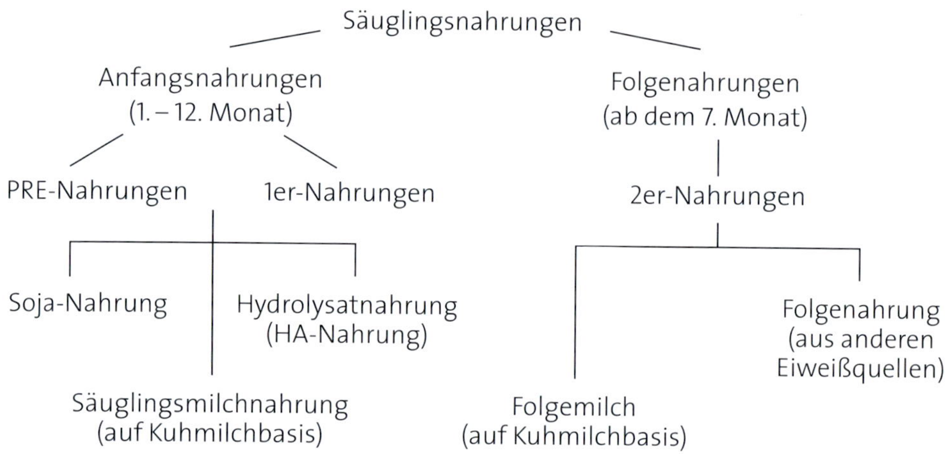

Anfangsnahrungen müssen als alleinige Nahrungsquelle alles Lebensnotwendige bis zum Ende des 6. Monats liefern können. Die meisten PRE-Nahrungen enthalten als Kohlenhydrat nur Milchzucker.

Folgenahrungen tragen die Ziffer „2". Seit 1. 1. 2010 dürfen sie frühestens im 7. Lebensmonat gegeben werden, aber erst dann, wenn bereits 2 Beikostmahlzeiten fixer Bestandteil der täglichen Kost geworden sind.

In den ersten 6 Monaten sind ausschließlich Anfangsnahrungen als Muttermilchersatz geeignet! Nahrungen, die der Muttermilch in allen Bereichen möglichst angeglichen sind und früher „adaptierte Nahrungen" genannt wurden, werden nun mit „PRE" bezeichnet. Die der Muttermilch teilweise angeglichenen ☞ Anfangsnahrungen tragen (meist) die Ziffer „1".

Heute spricht man nicht mehr von „adaptiert", denn der Ausdruck suggeriert irreführenderweise, dass industrielle Säuglingsmilch die Qualität des Originals, der „Frauenmilch", erreichen könnte. Auch der Begriff „mit adaptiertem Protein" ist nach der *„Health-Claims-Verordnung"* nicht mehr erlaubt, um ein Produkt zu bewerben, da es eine gesundheitsbezogene Angabe ist (☞ Seite 154).

Folgenahrungen sind nur als Teil einer Mischkost gedacht. Lesen Sie bitte das Kapitel über Folgenahrungen, bevor Sie dazu wechseln.

Gegenüberstellung der Inhaltsstoffe

Durchschnittliche Energie- und Nährstoffgehalte in reifer Muttermilch[1], PRE-Nahrung[2], 1er-Nahrung[2] und 2er-Nahrung[2]

pro 100 ml	Muttermilch	PRE	1er	2er
Energie (kcal)	69	65 – 67	65 – 69	67 – 70
Energie (kJ)	288	271 – 280	270 – 290	281 – 290
Eiweiß (g)	**1,13**	**1,24 – 1,4**	**1,24 – 1,4**	**1,34 – 1,5**
davon Casein (%)	**20 – 40**	30 – 40	30 – 40	48 – 80
Fett (g)	**4,03**	3,1 – 3,6	3,1 – 3,6	3,2 – 3,5
Kohlenhydrate (g)	**7,0**	7,3 – 7,8	7,3 – 8	7,9 – 8,5
Mineralstoffe (g)	**0,21**	0,21 – 0,24	0,20 – 0,28	0,23 – 0,29

Quellen: 1) Souci, Fachmann, Kraut: Die Zusammensetzung der Lebensmittel – Nährwerttabellen, 6. Auflage, medpharm scientific publishers Stuttgart 2000. 2) Angaben der Hersteller Hipp, Humana, Milupa und Nestlé

Es gibt neben diesen Nahrungen auch ☞ Spezialnahrungen. Ist zum Beispiel das ☞ Allergierisiko des Kindes erhöht, werden sogenannte ☞ HA-Nahrungen zur ☞ Allergieprävention eingesetzt.

Nahrungen mit gleicher Bezeichnung können in Deutschland, Österreich und der Schweiz unterschiedliche Zusammensetzung haben!
Achten Sie daher immer auf die landesübliche Einteilung (☞ Überblickskästen Seite 58 ff) und Zusammensetzung.

Noch ein Hinweis:
Zum Teil werden Nahrungen nicht nur als Pulver, sondern auch trinkfertig angeboten.

Werbung für Säuglingsnahrungen unter der Lupe

Flaschengefütterte Kinder sind häufiger krank und leiden häufiger an Allergien und Übergewicht als gestillte Kinder. Die erste Stillzeit kann anstrengend und eventuell schmerzhaft sein. Bis sich das Stillen eingespielt hat, dauert es meist 4 bis 6 Wochen. In dieser Zeit sind Frauen leicht für den Umstieg auf Säuglingsnahrung zu gewinnen.
Seit 1981 gibt es deshalb von der WHO den *„Internationalen Kodex zur Vermarktung von Muttermilchersatzprodukten“* (☞ Seite 154). Werbung für Milchersatzprodukte, für Saugflaschen oder Schnuller (Sauger) darf nicht vom Stillen abhalten, das ist das erklärte Ziel des Kodexes.

Zum Beispiel spricht er sich gegen die Verteilung von Probepackungen von Anfangsnahrung an Mütter aus. Viele Hersteller haben diesen Kodex freiwillig akzeptiert und sich zur Einhaltung schriftlich verpflichtet. Es werden jedoch immer noch Gratisproben an Milchnahrungen verteilt.
Eine beliebte Werbestrategie sind auch sogenannte „Baby Clubs“ mit Veranstaltungen rund um die Gesundheit des Babys, in denen die Gruppendynamik genutzt und die Produkte „nebenbei“ intensiv beworben werden.

PRE-Nahrungen

Von allen Säuglingsmilchnahrungen sind PRE-Nahrungen der bestmögliche Muttermilchersatz, denn PRE-Nahrungen sind der Muttermilch so weit angeglichen, dass sie ab der Geburt ausschließlich gegeben werden können. Sie werden auch meist als erste Nahrung verwendet, wenn die Mutter das Kind ☞ abstillen möchte.
Ist trotz Beratung durch eine Hebamme oder eine Stillberaterin die Muttermilchmenge im 1. Lebens(halb)jahr nicht ausreichend, steigen viele Mütter auf die sogenannte ☞ „Zwiemilch-Ernährung“ (Muttermilch plus Flasche) um. Auch in diesem Fall wird ausschließlich PRE-Nahrung verwendet!

Nur wenn das Kind in den ersten 6 Monaten durch PRE-Nahrung alleine nicht mehr satt wird (also sich die Mahlzeitenhäufigkeit zu sehr erhöht), ist es sinnvoll, auf 1er-Nahrung umzusteigen. Prinzipiell können Sie auch im 2. Lebenshalbjahr eine PRE-Nahrung als Muttermilchersatz anbieten, allerdings soll sie – etwa ab dem 7. Monat durch Beikost ergänzt werden.

Als Muttermilchersatz haben PRE-Nahrungen gegenüber sonstigen Säuglingsmilchnahrungen den Vorteil, dass das Kind davon trinken darf, so viel es will! PRE-Nahrungen sind somit in den ersten 6-12 Lebensmonaten unumstritten der beste Muttermilchersatz.

PRE-Nahrungen im Handel

Adapta 0+ (Hero) 3) *
Alete Pre (Nestlé) 1) **
Aptamil Pre (Milupa) 1) 2) 3) *
babydreamBIO Pre(Rossmann) 1)
babylove Pre BIO (dm) 1) 2)
Beba PRO Start (Nestlé) 1) 2) 3) **
Bebivita Pre (Bebivita) 1)
Gittis Baby BIO Pre (Gittis) 2)
Hipp Pre Bio (Hipp) 1) 2)
Hipp Pre Combiotik (Hipp) 1) 2) 3) *, **
Humana+ Pre (Humana) 1)
Lactana Bio Pre (Töpfer) 1) **
Milasan Pre (Nestlé) 1)
Milumil Pre (Milupa) 1) 2) *

1) in Deutschland erhältlich
2) in Österreich erhältlich
3) in der Schweiz erhältlich

* enthält Prebiotika
** enthält Probiotika

Es wird nur Pulvernahrung aufgelistet.

Prebiotisch oder probiotisch

Manche Säuglingsnahrungen enthalten ☞ prebiotische oder ☞ probiotische Zusätze.

Prebiotische Substanzen, wie z. B. die Oligosaccharide (Mehrfachzucker) der Muttermilch „füttern" die guten Darmbakterien. Im Darm von Stillkindern finden sich daher viele Milchsäurebakterien, z. B. verschiedene Bifidusbakterien oder Lactobacilluskulturen.
Diese machen den Krankheitserregern Konkurrenz und schützen den Darm daher z. B. vor Durchfall. Außerdem scheinen sie auf das Immunsystem zu wirken, die Knochen zu stärken und könnten bei der Vermeidung von Allergien eine Rolle spielen.
Der Zusatz von prebiotischen Stoffen zur Säuglingsnahrung erscheint daher sinnvoll.

Muttermilch enthält über 100 HMOs (humane Milch-Oligosaccharide), die Frühgeborene vor NEC schützen und die Übertragung von HIV zu unterbinden scheinen. In Säuglingsnahrungen werden bislang Galacto-Oligosaccharide (GOS) und (von der Fa. Milupa) auch die fructosehaltigen Fructo-Oligosaccharide (FOS) zugesetzt. Fraglich bleibt, ob dadurch die Darmflora ähnlich vielfältig ist wie bei gestillten Kindern.
Sie ist zudem auch abhängig von der Art der Geburt. Bei der vaginalen Entbindung wird der Darm des Kindes schneller mit „guten" Bakterien besiedelt als bei Kaiserschnitt. Besonders Neugeborenen bieten sie einen wertvollen Schutz vor Erkrankungen. Bei Kaiserschnitt finden sich im Darm des Kindes oft auch Krankenhauskeime.

Probiotische Säuglingsnahrungen enthalten bereits Kulturen von bestimmten Bifidusstämmen oder Lactobacillen, ähnlich den Kulturen in Joghurts. Die Zugabe von Probiotika zur Säuglingsnahrung ist nicht unumstritten, da nur spezielle Stämme zugesetzt werden, sodass nicht die Vielfalt an „guten" Bakterien wie in der Darmflora von gestillten Kindern erreicht wird.

Es gibt zwar schon einige Studien über die Auswirkungen dieser Zusätze, allerdings nur wenige zu Langzeitwirkungen. Außerdem lassen Untersuchungen eines Stammes keine Rückschlüsse auf andere Kulturen zu, also muss generell und von einzelnen Firmen noch viel geforscht werden.
Einige Studien zeigen jedoch, dass durch die Zugabe von bestimmten probiotischen Kulturen die Häufigkeit von Durchfall bei Kindern reduziert werden kann, vor allem, wenn sie unter ungünstigen hygienischen Bedingungen leben.
Es gibt jedoch auch Studien, die auf gesundheitliche Nachteile bei empfindlichen Kindern hinweisen (z. B. auftretende Infektionen, Bakteriämien).
Daher fordern kinderärztliche Fachgremien in Deutschland, Österreich und der Schweiz mehr hochwertige Studien und warnen vor einem Einsatz von probiotischen Zusätzen bei Frühgebo-

renen, bei herzkranken Kindern und bei Säuglingen mit Immunschwäche bzw. bei Immunsuppression.
Hinsichtlich der Verwendung von probiotischen Säuglingsnahrungen bei älteren Babys (ab dem 5. Lebensmonat) bestehen laut diesen Gremien keine generellen Bedenken. Bleibt die Frage offen, ob PRE-Nahrungen mit Probiotika in den ersten Monaten sinnvoll sind. Europäische verbindliche Sicherheits- und Qualitätskriterien für probiotische Säuglingsnahrungen wären dringend gefragt, fehlen jedoch bislang.

1er-Nahrungen

1er-Nahrungen gehören auch zu den Anfangsnahrungen. Sie sind der Muttermilch weniger ähnlich als PRE-Nahrungen und im Eiweißanteil meist nicht mehr so angeglichen. Somit sind 1er-Nahrungen als Muttermilchersatz die zweitbeste Wahl.

1er-Nahrungen enthalten neben Milchzucker auch häufig kleinere Mengen Maltodextrin oder ☞ glutenfreie Stärke (Maisstärke oder Reisstärke). Der Säugling kann aber in den ersten 4 Lebensmonaten keine nennenswerten Mengen an Stärke verdauen. Die Stärke bleibt gleichsam im Bauch liegen und macht müde.
Dieser „Vorteil" lässt Babys vereinzelt die Nacht durchschlafen – allerdings aus Überforderung! Eine zu frühe Gabe von stärkehaltiger Nahrung kann auch Blähungen, Bauchkoliken und Unruhe zur Folge haben. Laut Empfehlungen der Ernährungskommission der Österr. Gesellschaft für Kinderheilkunde sollen 1er-Nahrungen daher erst ab dem 5. bis 7. Monat angeboten werden.

1er-Nahrungen auf dem Markt

Adapta 1 (Hero) [3) *]
Adapta 1 BIO (Hero) [3)]
Alete 1 (Nestlé) [1) **]
Aptamil 1 (Milupa) [1) 2) 3) *]
babydream BIO 1 (Rossmann) [1)]
babylove 1 BIO (dm) [1) 2)]
Baby sun BIO 1 (Sunval) [1) ***]
Beba 1 (Nestlé) [3) **]
Beba PRO 1 (Nestlé) [1) 2) 3)]
Bebivita 1 (Bebivita) [1)]
Gittis Baby BIO 1 (Gittis) [2)]
Hipp 1 BIO (Hipp) [1) 2) 3)]
Hipp 1 Combiotik (Hipp) [1) 2) 3) *, **]
Holle BIO 1 (Holle) [1) 2) 3)]
Humana+ 1 (Humana) [1)]
Lactana BIO 1 (Töpfer) [1) **]
Lebenswert BIO 1 (Holle) [1) 2) 3)]
Milasan 1 (Nestlé) [1)]
Milasan 1 Plus (Nestlé) [1) **]
Milumil 1 (Milupa) [1) 2) 3) *]
Novalac 1 (Medis) [1) 2) 3)]
Sunval BIO 1 (Sunval) [1)]

1) in Deutschland erhältlich
2) in Österreich erhältlich
3) in der Schweiz erhältlich

* enthält Prebiotika
** enthält Probiotika
***enthält neben Milchzucker (Lactose), Stärke und ☞ Maltodextrin noch ☞ Haushaltszucker oder ☞ Glucosesirup, welche im Säuglingsalter nicht empfohlen werden.

Sie sind als Anfangsnahrung nach den ersten Monaten, in denen gestillt oder PRE-Nahrung gegeben wurde, geeignet.

Viele Mütter greifen vorzeitig zu einer 1er-Nahrung, weil sie glauben, dass die dünnflüssigere PRE-Nahrung den Säugling nicht genug sättige. Muttermilch ist jedoch ebenso dünnflüssig wie PRE-Nahrung! Infolge des hohen Herstellungsaufwands sind PRE-Nahrungen teurer als 1er-Nahrung.

Durch den Zusatz von Stärke oder Maltodextrin schmecken 1er-Nahrungen anders und enthalten meist etwas mehr Energie (Kalorien) als PRE-Nahrungen. Sie dürfen deshalb nicht mehr „nach dem Wunsch des Kindes" gegeben werden.

Falls Ihre Kinderärztin nichts anderes angeordnet hat, beachten Sie bitte die Angaben auf der jeweiligen Säuglingsmilchpackung.

Soja-Nahrungen

Produkte auf Sojabasis enthalten in der Regel weder Kuhmilch noch Milchzucker, daher sollen Soja-Nahrungen bei ☞ lactosefreier Ernährung (z. B. bei ☞ Galactosämie bzw. bei anhaltendem angeborenen Lactasemangel) unter ärztlicher Aufsicht verwendet werden. Statt Milchzucker sind primär Glucose bzw. Maltodextrin in Soja-Nahrungen enthalten.

Zur normalen Ernährung des Säuglings sollen Soja-Nahrungen nicht eingesetzt werden. Denn **Nachteile** aufgrund des hohen Gehaltes an Phytat, das Mineralstoffe und Spurenelemente bindet, an Aluminium und an Phytoöstrogenen sind nicht auszuschließen. Letztere beeinflussen im Tierversuch das Immunsystem, die Fortpflanzungsorgane und die Schilddrüse.

Auch zur Ernährung von Frühgeborenen sind sie ungeeignet, weil bei ihnen ungünstige Auswirkungen auf die Gewichtszunahme festgestellt wurden.

Soja-Nahrungen sind jedoch „die einzige pflanzliche Alternative", wenn nicht gestillt wird und die Eltern auf einer rein pflanzlichen (veganen) Ernährung des Kindes bestehen. Denn im Gegensatz zu herkömmlicher ☞ Sojamilch und zu sonstigen alternativen Nahrungen werden Soja-Nahrungen mit Calcium und anderen für den Säugling wichtigen Bestandteilen ergänzt.

1er-Nahrungen auf Sojabasis

Aptamil SL (Milupa) [1)***]
Aptamil SOM (Milupa) [2)***]
Milumil Soja (Milupa) [3)]
Humana⁺ SL (Humana) [1)***]
Lactopriv (Töpfer) [1)**,***]
Enfamil ProSobee Lipil (Mead Johnson) [1)***]

1) in Deutschland erhältlich
2) in Österreich erhältlich
3) in der Schweiz erhältlich

** enthält Probiotika
***enthält neben Milchzucker, ☞ Maltodextrin und Stärke noch andere Zuckerarten (z. B. ☞ Glucose).

In Amerika wurden Sojaprodukte vor einigen Jahren aus Angst vor Kuhmilchallergien bevorzugt. Man kann jedoch auf Soja ebenso leicht allergisch reagieren wie auf Kuhmilch bzw. reagieren Kuhmilchallergiker auch häufig auf Soja.

Durch die Beliebtheit von Säuglingsnahrung auf Sojabasis hat sich in Amerika die Anzahl der ☞ Soja-Allergiker stark erhöht. Soja-Nahrungen sind weder zur Prävention noch als Therapie bei Kuhmilchallergie – vor allem nicht in den ersten 6 Monaten – geeignet.

Doch nicht nur die **hohe Allergiehäufigkeit** spricht gegen Sojamilch als Basis in der Säuglingsernährung. Soja ist häufig gentechnisch verändert, weshalb biologischen Nahrungen (z. B. Adapta Bio-Soja) der Vorzug zu geben ist. Für Säuglinge erscheint hier doppelte Vorsicht angebracht, denn Langzeitstudien über die Auswirkung von gentechnisch veränderter Nahrung auf den Menschen fehlen bislang.

2er-Nahrungen

Um das vorzeitige Flaschenfüttern von tierischer Milch im 2. Lebenshalbjahr zu verhindern und eine kostengünstigere Nahrung anbieten zu können, bringt die Industrie 2er-Nahrungen auf den Markt.

Sie sind als Folgenahrungen gedacht und dürfen seit 2010 erst vom 7. Monat an gegeben werden, wenn bereits 1 bis 2 volle Beikostmahlzeiten fixer Bestandteil der täglichen Kost sind.

Denn 2er-Nahrungen können als alleinige Nahrung den Nährstoffbedarf Ihres Kindes nicht decken.

Der frühestmögliche Beginn dafür ergibt sich Ende des 8. Monats, wenn man spät mit Beikost beginnt und jeden Monat eine Mahlzeit einführt.

Handelsübliche Folgenahrungen

Adapta 2 (Hero) 3) *
Adapta 2 BIO (Hero) 3)
Adapta 2 Sensible (Hero) 3) ***
Alete 2 (Nestlé) 1) **
Aptamil 2 (Milupa) 1) 2) 3) *
babydream BIO 2 (Rossmann) 1)
babylove 2 BIO (dm) 1) 2)
Baby sun BIO 2 (Sunval) 1) ***
Beba 2 (Nestlé) 3)
Beba PRO 2 (Nestlé) 1) 2) 3) **
Bebivita 2 (Bebivita) 1) ***
Gittis Baby BIO 2 (Gittis) 2) ***
Hipp 2 BIO (Hipp) 1) 2) 3)
Hipp 2 Combiotik (Hipp) 1) 2) 3) *, **
Holle BIO 2 (Holle) 1) 2) 3)
Humana+ 2 (Humana) 1) *,
Lactana BIO 2 (Töpfer) 1) **
Lebenswert BIO 2 (Holle) 1) 2) 3)
Milasan 2 (Nestlé) 1) ***
Milumil 2 (Milupa) 1) 2) 3) *
Novalac 2 (Medis) 1) 2) 3)
Sunval BIO 2 (Sunval) 1) ***

1) in Deutschland erhältlich
2) in Österreich erhältlich
3) in der Schweiz erhältlich

* enthält Prebiotika
** enthält Probiotika
***Diese Nahrungen enthalten neben Milchzucker, ☞ Maltodextrin und Stärke noch andere Zucker.

Das in 2er-Nahrungen enthaltene Milchpulver ist auf ☞ Schadstoffe kontrolliert und unterliegt den gleichen hygienischen Anforderungen wie Anfangsnahrung.
Im Mineralstoff- und Vitamingehalt ist Folgenahrung der Muttermilch angepasst und liefert davon zum Teil mehr als Anfangsnahrung. Die Eiweißmenge ist im Vergleich zu unverdünnter Kuhmilch verringert, aber die Eiweißzusammensetzung ist der Muttermilch nicht mehr weitgehend angeglichen, sondern entspricht im Großen und Ganzen der von Kuhmilch!
Durch den etwas höheren Stärkeanteil sind 2er-Nahrungen sämiger, aber natürlich auch geringfügig energiereicher als PRE-Nahrungen.
Neben einer größeren Menge an Stärke ist bei manchen Nahrungen auch herkömmlicher ☞ Zucker (Saccharose), Fruchtzucker (Fructose) oder ☞ Honig zugesetzt. Letzterer wird einer Behandlung zur Abtötung von potentiellen Botulismuserregern unterzogen.
Die meisten Hersteller verzichten freiwillig darauf, die gesetzlich erlaubte Menge an Zucker oder Honig zuzufügen, die bei 20 % der gesamten Kohlenhydrate liegt.
Auch wenn die Mengen an Zucker gering erscheinen mögen: Bei 2 g Zucker pro 100 ml würde Ihr Kind bei einer Trinkmenge von **2 Fläschchen** zu je 250 ml überflüssigerweise **ca. 1 EL Zucker pro Tag** zu sich nehmen! Das prägt den Geschmack des Kindes, liefert unnötige Kalorien und erhöht das Kariesrisiko!

Vielfach wird nach wie vor zum Verzicht auf Folgenahrungen geraten und dazu, stattdessen bis zum Ende des ersten Lebensjahres PRE- oder 1er-Nahrungen zu verwenden. Dies hing bislang maßgeblich mit dem höheren Energiegehalt zusammen. Seit 1. 1. 2010 muss der Kaloriengehalt in Anfangs- und Folgenahrungen jedoch gleichermaßen 60 bis 70 kcal pro 100 ml betragen. Bis dahin durften Folgenahrungen bis zu 80 kcal pro 100 ml aufweisen und Anfangsnahrungen bis zu 75 kcal pro 100 ml.

Beim Umstieg auf Familienkost können anschließend an die PRE-Nahrung oder 1er-Nahrung nach dem 1. Geburtstag pasteurisierte Kuhmilchprodukte angeboten werden (Vollmilch, Joghurt bzw. kleine Mengen Topfen / Quark). Näheres dazu in unserem Ratgeber „Essen und Trinken im Kleinkindalter“. Diese Vorgangsweise macht 2er-Nahrungen (und vor allem auch 3er-Nahrungen) gänzlich unnötig.

Vielfach wird trotzdem im 1. Lebensjahr darauf gewechselt, weil sie kostengünstiger sind und – im Gegensatz zu Anfangsnahrung – oft mit Proben beworben und für Verkaufsaktionen verwendet werden. 2er-Nahrungen sind für die Industrie ein wesentlicher Umsatzbringer.

Wenn Sie 2er-Nahrungen verwenden wollen, wählen Sie bitte möglichst solche, die nur ☞ Milchzucker und Stärke, sowie evtl. ☞ Maltodextrin enthalten.

Auch Oligosaccharide (GOS / FOS) zählen zu „guten" Zuckern. Hier entscheidet sicherlich auch die Menge darüber, wie zuträglich sie für Ihr Baby sind. Halten Sie sich bezüglich der Tagesmenge und der Dosierung an die Empfehlungen auf der Packung bzw. an die Angaben der Kinderärztin! Ihr Kind kann sich sonst überessen.

Es gibt viele Zusätze in Säuglingsmilchnahrung wie Karotten (Milumil mit Karotten) oder Vanille, z. B. in „Alete 2 Vanille" (Fa. Nestlé) und „Milumil 2 Vanille" (Fa. Milupa). Letztere sollten Sie lieber meiden, sie prägen den Geschmack sehr stark.

3er-Nahrungen

Mittlerweile sind auch 3er-Nahrungen erhältlich, die von den Herstellern ab dem 10. Monat bis ins Kleinkindalter empfohlen werden dürfen. Wie der Einsatz von 2er-Nahrungen ist auch die Verwendung von 3er-Nahrungen und der sogenannten Kleinkindmilch überflüssig.

Mit Ende des 1. Lebensjahres erfolgt allmählich die Umstellung auf eine kindgerechte Familienkost, die alle wichtigen Lebensmittel, z. B. Milchprodukte, enthält und keine Spezialnahrungen erforderlich macht.

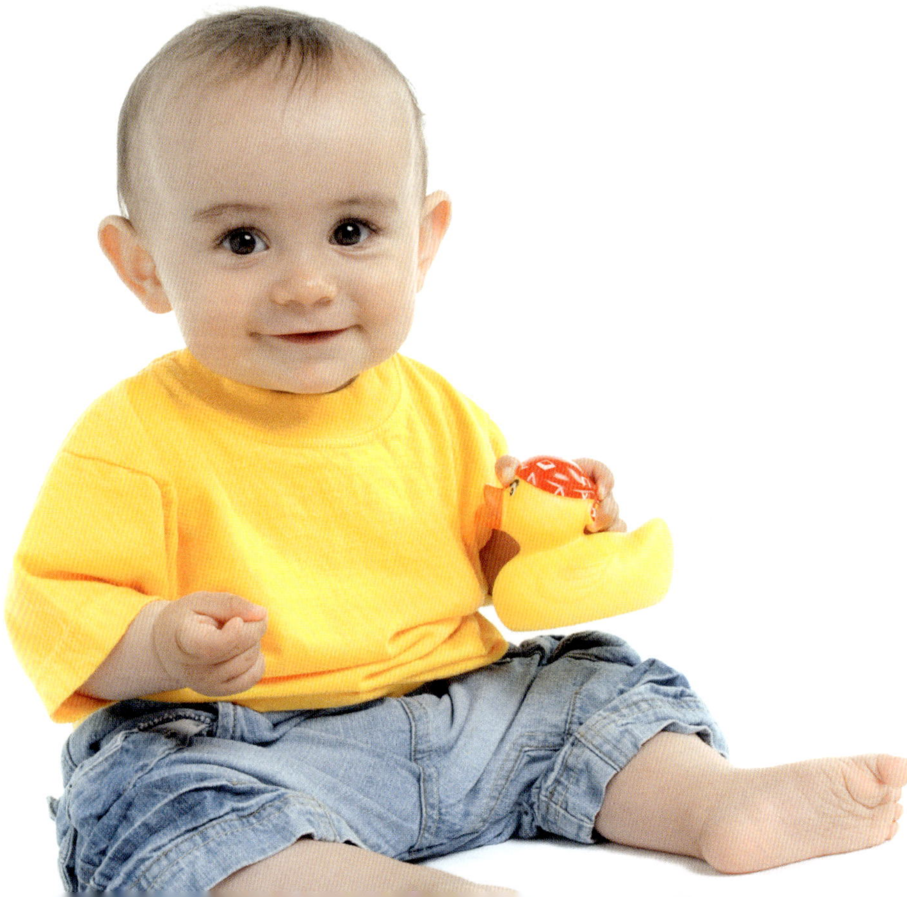

HA-Nahrungen bei erhöhtem Allergierisiko

Beim ☞ Zufüttern in den ersten Lebenstagen bzw. wenn ein erhöhtes ☞ Allergierisiko besteht und nicht gestillt werden kann, muss eine sogenannte HA-Nahrung gegeben werden. Wenn in der Familie jedoch keine allergische Erkrankung vorliegt, wird als Säuglingsnahrung eine ☞ PRE- oder eine ☞ 1er-Nahrung empfohlen.

HA-Nahrung steht für *„hypoallergene"*, also *„weniger allergieauslösende"* Nahrung. Das darin enthaltene Milcheiweiß ist so stark zerkleinert, dass es der Darm des Kindes meist nicht als artfremd erkennt, sondern wie vorverdaut aufnimmt.
Die HA-Nahrung ist ein hoch verarbeitetes Produkt, das größtmöglichen – aber nicht 100-prozentigen! – Schutz vor Allergien bietet.

HA-Nahrungen sind zur Vorbeugung von Allergien geeignet, nicht jedoch zur Therapie einer schon bestehenden ☞ Kuhmilchallergie!

Aktuelle Studien zeigen, dass HA-Nahrungen, die im 4 Lebensmonaten gegeben werden, einen besseren Schutz vor Allergien bieten als herkömmliche PRE- oder 1er-Nahrungen.

HA-Anfangsnahrungen im Handel

Adapta HA 0+ (Hero) [3)]
Adapta HA 1 (Hero) [3) *]
Alete HA Pre (Nestlé) [1) **]
Alete HA 1 (Nestlé) [1) **]
Aptamil HA Pre (Milupa) [1) 2) 3) *]
Aptamil HA 1 (Milupa) [1) 2) 3) *]
babydream BIO HA Pre (Rossmann) [1)]
Beba HA Start/Pre (Nestlé) [1) 2) 3) **]
Beba HA 1 (Nestlé) [1) 2) 3) **]
Bebivita Pre HA [1)]
Hipp HA Pre Combiotik (Hipp) [1) 2) 3) *, **]
Hipp HA 1 Combiotik (Hipp) [1) 2) 3) *, **]
Humana⁺ HA Pre (Humana) [1)]
Humana⁺ HA 1 (Humana) [1)]
Lactana HA Pre (Töpfer) [1) **]
Lactana HA 1 (Töpfer) [1) **]
Milumil HA Pre (Milupa) [1) 2) *]
Milumil HA 1 (Milupa) [1) 2) *]

1) in Deutschland erhältlich
2) in Österreich erhältlich
3) in der Schweiz erhältlich

* enthält Prebiotika
** enthält Probiotika
*** Diese Nahrungen enthalten neben Milchzucker, ☞ Maltodextrin und Stärke noch andere Zuckerarten.

Nur wenn Eltern bzw. Geschwister Neurodermitis hatten, war der schützende Effekt der HA-Nahrungen (wie auch des Stillens) in einer dt. Studie nicht nachzuweisen. Dass zwischen dem 4. bzw. 6. und dem 12. Lebensmonat durch die Gabe von HA-Nahrungen ein Schutzeffekt besteht, konnte bislang nicht bewiesen werden.

HA-Nahrungen schmecken etwas bitter, werden aber in der Regel von Säuglingen akzeptiert, die vorher keinen anderen Geschmack kennengelernt haben. Sie dürfen laut Vorschrift, auch ☞ Zucker und ☞ Traubenzucker (Glucose) enthalten um den Geschmack akzeptabler zu machen.

Verwenden Sie bei erhöhtem Allergierisiko zumindest in den ersten 4 Monaten HA-Milch für Ihr Kind.
Wenn Eltern oder Geschwister bereits eine Kuhmilchallergie haben, ist es vielleicht ratsam, bis zum 7. Monat HA-Nahrung zu geben bzw. Getreidebreie mit HA-Nahrung zuzubereiten, falls nicht gestillt werden kann (Getreide-(Mutter)milch-Brei, ☞ Seite 110)!
Das Geben von HA-Nahrungen im 2. Halbjahr ist aber laut neueren Studien eine übertriebene Vorsicht, weshalb ich hier keine HA 2er-Nahrungen mehr aufliste.
In der Praxis tauchte immer wieder die Frage auf, ob man auf HA-Nahrung zurückwechseln sollte, wenn bereits eine herkömmliche Säuglingsnahrung angeboten wurde. **Zeigen sich ☞ Allergiesymptome, so muss unbedingt die Kinderärztin konsultiert werden,** um festzustellen, ob eine ☞ Kuhmilchallergie vorliegt, und um dann die nötigen Schritte zu veranlassen.
Wenn hingegen ☞ Kuhmilch als Bestandteil der Säuglingsmilchnahrung, des Breies oder im Gläschen bereits seit mehreren Tagen oder Wochen gut vertragen wurde, kann sie im Speiseplan beibehalten werden.

Spezialnahrungen

Es gibt eine ganze Reihe an Spezialnahrungen, die bei besonderen medizinischen Gegebenheiten zum Einsatz kommen. Sie sollen oder müssen von der Ärztin verschrieben werden und sind oft nur auf Bestellung in der Apotheke erhältlich.
Bevorraten Sie sich immer ausreichend! Eventuell übernimmt Ihre Krankenkasse anfallende Mehrkosten.

Frühgeborenen-Nahrungen

Werden Kinder zu früh geboren, muss auf ihr noch unreifes Verdauungssystem und auf ihren speziellen Nährstoffbedarf besondere Rücksicht genommen werden.

Frühgeborenen-Nahrungen ***
Aptamil Prematil (Milupa) 1)2)3) *
Aptamil Prematil HA (Milupa) 1)2)3)
Aptamil FMS (Milupa) 2) 3)**
Beba FM 85 (Nestlé) 1), 2), 3) **
Beba Frühgeborenennahrung Stufe 2 (Nestlé) 1), 2), 3)
Humana⁺ O 1)
Humana⁺ O-HA 1)

1) in Deutschland erhältlich
2) in Österreich erhältlich
3) in der Schweiz erhältlich

* prebiotisch;
** Fauenmilchergänzung
***Alle Frühgeborenen-Nahrungen enthalten andere Kohlenhydrate als Lactose.

Daher benötigen sie in manchen Fällen Spezialnahrungen für ☞ Frühgeborene. Die Zusammensetzungen sind unterschiedlich, lassen Sie sich daher (in der Klinik bzw.) von Ihrer Ärztin beraten.
(Abgepumpte) Muttermilch ist für Frühgeborene ausgesprochen wichtig, weil sie eine spezielle Zusammensetzung hat. Besonders kleine Frühgeborene brauchen möglicherweise eine Muttermilchergänzung.
Soll das Stillen noch angeregt werden, so hilft das ☞ Brusternährungsset beim Verabreichen.

AR-Nahrungen bei Aufstoßen

Sowohl beim gestillten Säugling als auch beim flaschengefütterten Kind sind Spucken und Aufstoßen in gewissem Umfang normal.
Bei vielen Babys ist der Verschlussmechanismus zwischen Magen und Speiseröhre in den ersten Lebensmonaten noch nicht ganz ausgereift, weshalb Milch zurückfließt.

Spucken Kinder häufig größere Mengen, kann es daran liegen, dass zu viel auf einmal und zu schnell gefüttert wurde oder dass nicht genügend ☞ aufgestoßen wurde.
Verteilen Sie in dem Fall die Nahrung auf 5 bis 8 Mahlzeiten pro Tag. Geben Sie entsprechend kleinere Mengen, machen Sie Pausen! Während oder nach der Mahlzeit soll der Kopf des (gestillten) Kindes hochgelagert werden. Erhält das Kind schon Beikost, kann der Beikostbrei mit Reisflocken etwas eingedickt werden. Bieten Sie dann aber zwischen den Mahlzeiten etwas zu trinken an.

Solange Ihr Baby an Gewicht ausreichend zunimmt, besteht kein Grund zur Sorge!
Schreit Ihr Kind jedoch viel und hat es Gedeihstörungen, ist eine Kinderärztin zu Rate zu ziehen!

Die Kinderärztin muss das Kind genauer untersuchen, wenn diese einfachen Maßnahmen nichts nützen. Eventuell wird sie eine spezielle „Antireflux"-Nahrung und vereinzelt sogar eine medikamentöse Therapie verordnen.

Bei „Antireflux"- oder AR-Nahrungen handelt es sich um eine Säuglingsnahrung, der Johannisbrotkernmehl oder andere Ballaststoffe (z. B. Reis- oder Maisstärke) als Quellstoff zugesetzt werden.
AR-Nahrungen sind umstritten. Einerseits kann es zu einem geringeren Ausmaß des Speiens und somit zur besseren Verfügbarkeit von Nährstoffen kommen. Andererseits zeigt sich, dass der mit Magensäure vermischte, aufgestoßene Speisebrei bei Gabe von AR-Nahrungen länger in der empfindlichen Speiseröhre bleibt. Das dürfte auch die Ursache für das vermehrte Hüsteln und Räuspern der Babys sein, die angedickten Speisebrei erhielten.

AR-Nahrungen sollen nur nach Verordnung und unter ärztlicher Beobachtung gegeben werden! Für Kinder mit einem erhöhten ☞ Allergierisiko sind AR-Nahrungen meist nicht geeignet, da sie oft herkömmliches, nicht hydrolysiertes Milchpulver und vereinzelt Johannisbrotkernmehl (bzw. Banane) enthalten.

Bei manchen Babys verursacht Johannisbrotkernmehl Durchfall oder Allergien, während Reisstärke zu Verstopfung führen kann. In Apotheken erhältlich ist auch das Verdickungsmittel Nestargel von der Firma Nestlé, das hauptsächlich aus Johannisbrotkernmehl besteht und Milchnahrungen zugefügt werden kann, sodass man eine eingedickte Nahrung erhält.

AR-Nahrungen bei Aufstoßen

Aptamil AR 1 (Milupa) 1) 2) 3) *, ***
Aptamil AR 2 (Milupa) 2) 3) *, ***
Beba AR (Nestlé) 1) 2) 3) **
Hipp BIO AR (Hipp) 1) 2) 3) *, ***
Humana⁺ AR 1) 2) ***
Novalac AR (Medis) 1) 2) 3)

1) in Deutschland erhältlich
2) in Österreich erhältlich
3) in der Schweiz erhältlich

* enthält Prebiotika
***Diese Nahrungen enthalten weitere Kohlenhydrate.

AR-Nahrungen entsprechen insgesamt nicht der Zusammensetzung von herkömmlicher Säuglingsmilchnahrung, weshalb sie nur für kurze Zeit und nur unter ärztlicher Anleitung gegeben werden sollen!

Nahrungen bei Durchfall

Bei gestillten Säuglingen ist häufiger, dünnflüssiger, leicht säuerlich riechender Stuhl normal. Von Durchfall spricht man, wenn das Kind mehrmals am Tag ungewohnt dünnflüssigen, übel riechenden Stuhlgang hat.
Ursache einer Durchfallerkrankung sind meist Bakterien, die durch mangelnde Hygiene bei der Zubereitung von Flaschennahrung oder Beikost in die Nahrung des Säuglings gelangt sind und giftige Stoffe gebildet haben. Je nach Menge der Keime und ihrer Toxizität kann es zu einem unterschiedlichen Schweregrad der Erkrankung kommen.

*Im Säuglingsalter ist **schwerer** oder **lang anhaltender Durchfall eine lebensbedrohliche Gefahr** für das Kind. Seinem Körper geht viel Wasser verloren, es verliert an Gewicht, und das Gleichgewicht der Mineralstoffe im Körper wird gestört.*
Daher sollten Sie bei Durchfall unbedingt rasch die Kinderärztin aufsuchen! Beachten Sie immer die Anordnung der Ärztin!

Je nach Schweregrad der Durchfallerkrankung sind verschiedene Nahrungen und unterschiedliche Maßnahmen erforderlich:

Bei **leichtem** Durchfall (0 bis 5 % Gewichtsverlust) kann Reisschleim mit Karotten (z. B. ORS 200 der Firma Hipp oder RES 55 mit Karotten der Fa. Milupa) verordnet werden.
Gestillte Säuglinge sollen weiterhin gestillt werden. Bekommt das Kind eine Flaschennahrung, ist diese nach Anleitung der Ärtin (!) dünnflüssiger anzumischen bzw. auf eine Durchfall-Spezialnahrung zu wechseln.

Bei **mittelschwerem** Durchfall (5 bis 10 % Gewichtsverlust) kann das Kind in den meisten Fällen problemlos weitergestillt werden.
Damit das Kind die erlittenen Wasser- und Mineralstoffverluste wieder ausgleichen kann, werden von der Ärztin zusätzlich Elektrolyt-Lösungen gegeben. Im Beikostalter kann eine Beikostpause von etwa 8 bis 12 Stunden angeordnet werden, damit sich der Darm regenerieren kann.

Bei **schwerem** Durchfall (über 10 % Gewichtsverlust) **besteht akute Gefahr** für das Kind, und die Ärztin muss die notwendigen Speziallösungen verabreichen und eventuell eine Nahrungspause verordnen.
Erkundigen Sie sich bei Ihrer Hebamme oder Stillberaterin, wie diese Phase beim gestillten Kind überbrückt werden kann.

Durchfalls-Nahrungen
Aptamil HN25 (Milupa) 2) 3) ***
al 110 (lactosefrei) (Nestlé) 3) ***
Beba sensitive (Nestlé) 1) 2) 3) **
Humana+ HN (Humana) 1) *, ***, ****
Humana+ HN mit MCT (Humana) 1) ***, ****

1) in Deutschland erhältlich
2) in Österreich erhältlich
3) in der Schweiz erhältlich

* enthält Prebiotika
** enthält Probiotika
*** Diese Nahrungen enthalten neben Milchzucker, ☞ Maltodextrin und Stärke noch andere Zuckerarten (z. B. Glucosesirup).
**** enthält Banane – bei Fructoseintoleranz ist diese Nahrung nicht geeignet. Wir empfehlen sie auch frühestens, wenn laut Ihrem ☞ Beikostplan Banane bereits gegeben wurde.

Nach der Akutphase der Durchfallerkrankung darf als Beikost anfangs nur fettfreie Nahrung gegeben werden.
Es ist nötig, den Kostaufbau unter der Anleitung der Kinderärztin oder einer Ernährungsfachkraft (einer Diätologin, Diätassistentin, einer Ernährungswissenschafterin oder Dipl. Oecotrophologin) durchzuführen.

Waschen Sie während der Durchfallperiode und auch danach Ihre Hände besonders gut. Ebenso wichtig ist die Hygiene bei der Zubereitung. Verwenden Sie dann nur abgekochtes Wasser für Fläschchen und Breie – egal wie alt Ihr Baby ist!

Nahrungen bei Blähungen und Verstopfung

Leidet das flaschengefütterte Kind sehr unter Blähungen oder Verdauungsproblemen (Verstopfung), kann die Kinderärztin zu einer Spezialnahrung raten. Die erhältlichen Nahrungen sind im Fettgehalt verändert, sodass der Stuhl weicher wird und sich nach ca. 2 Wochen normalisiert.

Als diätetische Lebensmittel wären diese Nahrungen, ähnlich wie AR-Nahrungen, besser in der Apotheke aufgehoben. Dort sind auch die Nahrungen Novalac AC (bei Blähungen und Koliken) bzw. Novalac IT (bei Verstopfung) erhältlich.

Nahrungen auf dem Markt

Adapta 1 Sensible (Hero) 3)
Adapta 2 Sensible (Hero) 3)
Aptamil Comfort (Milupa) 1)
Aptamil Comfortmil 1 (Milupa) 2) *
Aptamil Comfortmil 2 (Milupa) 2) *, ***
Aptamil Confort 1 (Milupa) 3) *, ***
Aptamil Confort 2 (Milupa) 3) *, ***
Beba sensitive (Nestlé) 1) 2) 3) **
Hipp Comfort (Hipp) 1) 2) 3) *, **
Humana+ Comfort 1)
Novalac IT bei Verst. (Medis) 1) 2) 3)
Novalac AC bei Koliken (Medis) 1) 2) 3)

1) in Deutschland erhältlich
2) in Österreich erhältlich
3) in der Schweiz erhältlich

** enthält Prebiotika
***Diese Nahrungen enthalten neben Milchzucker, ☞ Maltodextrin und Stärke noch Glucosesirup.

Es handelt sich bei diesen Nahrungen in der Zusammensetzung nicht um herkömmliche Anfangs- oder Folgenahrungen laut EU-Richtlinie. Sie sollten daher ausschließlich auf ärztliches Anraten und unter ärztlicher Betreuung gegeben werden.

Semi-Elementar-Nahrungen bei Kuhmilchallergie

Reagiert Ihr Kind auf die Gabe von Säuglingsmilchnahrungen oder Kuhmilchprodukten mit Hautausschlägen oder Verdauungsstörungen, muss von Kinderärztin bzw. einer Allergologin geklärt werden, ob eine ☞ Kuhmilchallergie vorliegt.

In diesem Fall sind weder PRE- noch HA-Nahrungen geeignet. Wenn nicht gestillt (bzw. relaktiert werden kann) und die stillende Mutter ganz auf Kuhmilchprodukte verzichtet, müssen sogenannte Semi-Elementar-Nahrungen verschrieben werden.

Unter Relaktation versteht man das erneute Ankurbeln des Stillens mit Unterstützung einer Stillberaterin und des ☞ Brusternährungssets nach dem völligen (bzw. teilweisen) Abstillen. Im Falle einer Allergie kann das Relaktieren eine wichtige Möglichkeit sein.

Semi-Elementar-Nahrungen können mehr als 95 % der allergischen Reaktionen verhindern. Leider schmecken sie sehr bitter und werden ungesüßt nicht akzeptiert. Daher werden Semi-Elementar-Nahrungen zumindest mit Vielfachzucker gesüßt.

Nahrungen im Handel
Alfaré (Nestlé) [1) 2) 3)]
Aptamil Pepti (Milupa) [1) 2)]
Pregomil Pepti (Milupa) [3)]
Pregomin AS (Milupa) [1) 2) 3)***]

1) in Deutschland erhältlich
2) in Österreich erhältlich
3) in der Schweiz erhältlich

** enthält Prebiotika
***Diese Nahrungen enthalten neben Milchzucker, ☞ Maltodextrin und Stärke noch andere Zuckerarten (z. B. ☞ Glucosesirup).

Pregomin, das auf der Basis von ☞ Soja und Kollagen produziert wird, enthält zugesetzte ☞ Glucose (siehe Kapitel *„Mein Kind hat eine Allergie auf Kuhmilch“*, Seite 150).

Die Kosten der Semi-Elementar-Nahrungen werden eventuell von der Krankenkasse getragen.

Nahrungen bei Stoffwechselerkrankungen

Es gibt eine ganze Reihe von Stoffwechselstörungen (z. B. ☞ Galactosämie, PKU etc.), die Spezialnahrungen und eine eigene Beikostdiät erfordern. Auf alle diese seltenen Stoffwechselstörungen genauer einzugehen würde den Rahmen dieses Buches sprengen. Als Beispiel sei die Unverträglichkeit von Milchzucker (Lactoseintoleranz) erwähnt.

Normalerweise wird Milchzucker im Darm des Säuglings problemlos gespalten. Wenn dies von Geburt an nicht möglich ist, reagiert das Kind auf die Aufnahme von Milchzucker – egal ob aus Muttermilch oder Tiermilch – mit Durchfall und Erbrechen.

Das Kind muss dann eine ☞ lactosefreie Spezialnahrung oder eine ☞ Soja-Nahrung erhalten. Alles, was Milchzucker enthält, muss auf Dauer aus dem Speiseplan gestrichen werden.

Lassen Sie zur Erkennung die altersentsprechenden Untersuchungen vornehmen (☞ Mutter-Kind-Pass, Gesundheitsbüchlein bzw. Kinder-Untersuchungsheft), und wenden Sie sich gegebenenfalls an die Selbsthilfeorganisationen (☞ Adressverzeichnis)!

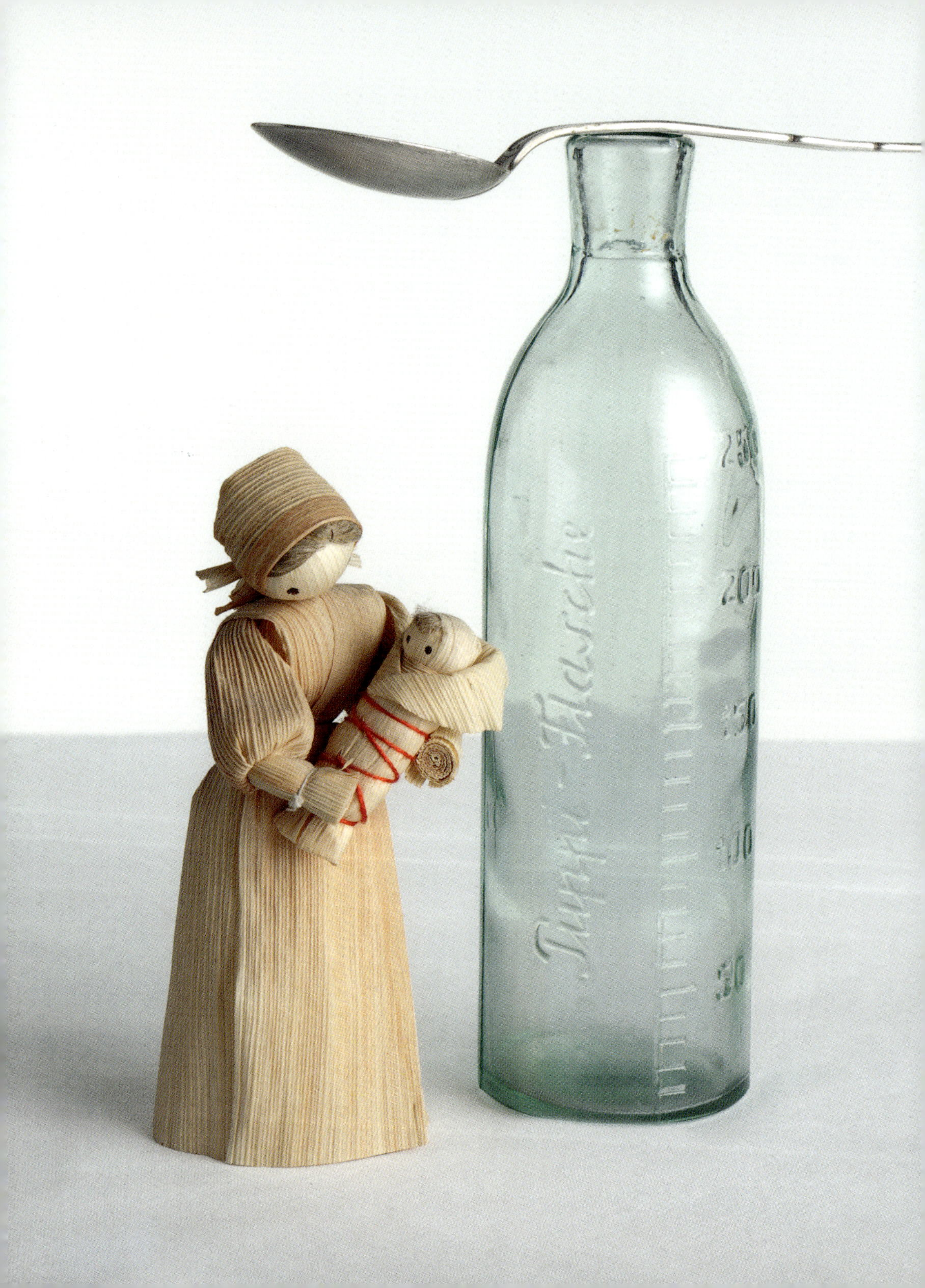
Puppi - Flasche
200

Zubereitung von Säuglingsnahrungen

Dosieren Sie richtig!

Bei der Zubereitung von „Milchmahlzeiten" ist es wichtig, sich beim Dosieren der Säuglingsnahrung nach der Anleitung des jeweiligen Herstellers zu richten. Bei ☞ 1er- und 2er-Nahrungen sind außerdem die empfohlenen Tagesmengen zu berücksichtigen!
Tauchen Sie den Messlöffel des Herstellers locker in die Pulvernahrung, drücken Sie ihn nicht an den Rand, sondern streifen Sie mit einem Messerrücken das lose Pulver ab.
Viele Eltern glauben, dass sie ihrem Kind etwas Gutes tun, wenn sie noch einen Extralöffel Pulvernahrung dazugeben oder einen gehäuften Löffel statt eines glatt gestrichenen Messlöffels nehmen. Das ist aber falsch!
Die Dosierungsangaben der Hersteller sind genau berechnet. Falsche Dosierung kann chronische ☞ Verstopfung, ☞ Blähungen oder ☞ Durchfall hervorrufen. Ihr Kind braucht verhältnismäßig viel Flüssigkeit, daher darf und soll die Nahrung so dünnflüssig sein wie Muttermilch!
Zu hohe Dosierung des Pulvers kann zu „Überfütterung" führen. Nimmt Ihr Kind trotz korrekter Zubereitung der Milchnahrung zu stark zu, muss dies unbedingt mit der Kinderärztin besprochen werden!
Immer wieder änderten die Hersteller ihre Rezepturen und somit auch ihre Anleitungen. Dies ist auch in Zukunft durchaus möglich.

Damit es nicht zu bösen Überraschungen kommt, ist es ratsam, auf jeder Packung nachzulesen, ob die Dosierungsanleitung gleich geblieben ist.

Sehr großkörniges Säuglingsmilchpulver lässt sich leichter lösen, ist aber unregelmäßiger bei der Dosierung. Gegen Ende der Packung werden die Pulverkörner deutlich kleiner, weil kleine Körnchen (z. B. beim Schütteln) nach unten fallen, deshalb ist mehr Pulver im Messlöffel. Die zubereitete Milchnahrung ist dann ein wenig energiereicher als am Anfang der Packung.

***Tipp:** Transportieren Sie Milchpulverpackungen verkehrt herum (mit dem „Kopf" nach unten)! Vermeiden Sie es, die Packung heftig zu schütteln!*

Säuglingsmilchnahrung passt sich, im Gegensatz zu Muttermilch, die anfangs den Durst, später den Hunger stillt, nicht dem Durstempfinden Ihres Kindes an.

Bieten Sie an sehr heißen Tagen möglichst als zusätzlichen Durstlöscher in den ersten 6 Lebensmonaten (und bei fieberhafter Erkrankung Ihres Kindes) abgekochtes Wasser an!

Hygiene hat Vorrang!

Der Darm des jungen Säuglings hat nur eine geringe Fähigkeit, mit den unsichtbaren Kleinstlebewesen, den Bakterien, fertigzuwerden. Manche dieser „Mini-Lebewesen“ können Krankheiten und Darmbeschwerden (☞ Durchfall) verursachen. Daher ist Hygiene bei der Zubereitung von Säuglingsnahrung besonders wichtig.
Bakterien gelangen vor allem durch unhygienisches Arbeiten in die Nahrung und vermehren sich rasant bei angenehm warmen Temperaturen.
Wenn Sie beispielsweise die Säuglingsmilch mit einem von Ihnen in den Mund genommenen Löffel umrühren, können dadurch Krankheitserreger (z. B. bei Schnupfen und Heiserkeit, aber auch Karies) in ein bislang einwandfreies Fläschchen oder Gläschen kommen. Auf ideale Trinktemperatur erwärmt, finden sich darin bald unzählige dieser „Mini-Lebewesen“. Das kann für Ihr Kind gefährlich werden! Ähnlich riskant ist das ☞ Wiedererwärmen von Säuglingsnahrung.

Die meisten Bakterien werden bei 60 bis 85 °C (Pasteurisieren) abgetötet, manche aber erst durch Abkochen.

Die gründliche Reinigung von Geräten und Händen verhindert, dass Krankheitserreger in die Nahrung des Kindes gelangen.

Beachten Sie bitte folgende Punkte:

- Das gesamte **Geschirr, Fläschchen, ☞ Schnuller, Sauger und Besteck** nach Verwendung immer sofort von Milchresten **säubern. Gummisauger in Wasser 5 bis 10 Minuten auskochen** oder im Sterilisator erhitzen. Bei Silikonsaugern ist nur gründliches Waschen mit heißem Wasser und Spülmittel nötig.

Ab dem Krabbel- und In-den-Mundsteck-Alter ist nur mehr das Abkochen von Schnullern und Saugern notwendig. Glasflaschen sollten in der Spülmaschine gereinigt werden, allerdings können sich Spülmittelrückstände auf dem Glas sammeln. Schwemmen Sie daher mit heißem Wasser nach. Die Geräte sind bis zum nächsten Gebrauch trocken – mit einem sauberen Tuch abgedeckt – aufzubewahren.

- Verwenden Sie **keine alten, rissigen ☞ Schnuller!** Rissige Schnuller und Sauger sind ein hygienisches Risiko, denn in den feinen Rissen oder Bissstellen machen es sich Bakterien gern bequem. Deshalb sollen Sauger und Schnuller alle 1 bis 2 Monate erneuert werden.

- **In der Küche und im Kühlschrank** ist Sauberkeit eine generelle Voraussetzung. Bedenken Sie, dass von verfaulten oder verschimmelten Lebensmitteln Bakterien oder Schimmelpilze (auch durch die Luft) auf die Babykost „überwandern“ und beim Kind zu Verdauungsbeschwerden führen können.

• **Reinigen Sie vor jeder Mahlzeit gründlich die Hände,** insbesondere wenn Sie auf Krankenbesuch, bei der Ärztin bzw. mit öffentlichen Verkehrsmitteln unterwegs waren. Handtücher, Geschirrtücher oder Wischtücher sind oftmals Brutstätten von Bakterien und sollten deshalb häufig gewechselt und bei mind. 90 °C gewaschen werden.

Die Wasserqualität zählt!

Täglich nimmt der Säugling bis zu 900 ml Flüssigkeit zu sich, wobei im Beikostalter die Trinkmenge auf bis zu 400 ml sinken kann, wenn durch ca. 500 ml wasserreiche Beikost ergänzt wird.
Deshalb ist die Qualität des Wassers von großer Bedeutung – egal ob es als Getränk oder nur zur Zubereitung von Säuglingsnahrung verwendet wird. Bei Fieber und Durchfall muss es durch ☞ Abkochen von evtl. vorhandenen Bakterien befreit werden. Beherzigen Sie folgende Richtlinien:

• Das Wasser muss immer frisch sein! **Lassen Sie das Wasser,** das länger als 4 Stunden in der Leitung gestanden hat, **immer laufen, bis es kalt ist.**
Sie können das „erste" Leitungswasser (Hahnenwasser) für anderes nutzen, z. B. zum Blumengießen oder Putzen.

• Trinkwasser **aus alten Bleirohren oder Wasser aus Kupferrohren,** das einen pH-Wert von unter 7,3 hat und gleichzeitig sehr hart ist (Härte 4 für Waschmittel oder dt. Härtegrad über 21), soll nicht für die Zubereitung von Säuglingsmilch verwendet werden.

• Vermeiden Sie jegliche Wasserfilter, die verkeimen könnten.

• Leitungswasser ist für die Zubereitung von Säuglingsnahrung ideal, wenn der **Nitratgehalt weniger als 30 mg pro Liter** beträgt. Es darf aber bis 50 mg betragen. Genaue Auskunft über Ihr Leitungswasser erhalten Sie beim zuständigen Wasserwerk.
Ab etwa 60 mg ☞ Nitrat – vor allem bei Konzentrationen von über 100 mg pro Liter – können Kinder an ☞ **„Blausucht"** (Methämoglobinämie) erkranken. Dabei verfärbt sich die Haut blau, und sie ersticken quasi „von innen".
Denn Nitrat, das z. B. nach Düngung ins Grundwasser gelangen kann, bindet sich an die roten Blutkörperchen und verhindert den Sauerstofftransport im Blut. Säuglinge sind sehr anfällig, weil das Nitrat noch ungehindert in den Körper gelangt. Vorsicht!

Wasser aus einem Hausbrunnen kann viel Nitrat enthalten und beim Säugling eventuell „Blausucht" auslösen! Verwenden Sie Wasser aus Hausbrunnen nur, wenn dieses hygienisch einwandfrei ist, regelmäßig auf den Nitratgehalt hin kontrolliert wird und weniger als 30 mg Nitrat pro Liter enthält.

• Entspricht Ihr Leitungswasser nicht diesen Voraussetzungen oder hat es mehr als 0,01 mg/l Urangehalt, dann sollten Sie abgekochtes, **„babytaugliches" Mineralwasser** verwenden. Viele natürliche Mineralwässer entsprechen aufgrund ihrer Zusammensetzung den gesetzlichen Anforderungen und tragen die Bezeichnung „geeignet für die Zubereitung von Säuglingsnahrung".

In Österreich sind die bekanntesten Marken Frankenmarkter, Silberquelle und Vöslauer. Die beiden letzteren liegen etwas über den strengen deutschen Richtwerten für den Urangehalt (siehe auch www.foodwatch.de).
Für die Zubereitung von Säuglingsnahrung dürfen in Österreich im verwendeten Mineralwasser folgende Höchstwerte an Mineralstoffen nicht überschritten werden:

Höchstwerte Babywasser	
Natrium	*< 20 mg/l*
Jodid	*< 0,1 mg/l*
Kalium	*< 10 mg/l*
Sulfat	*< 240 mg/l*
Calcium	*< 175 mg/l*
Nitrat	*< 10 mg/l*
Magnesium	*< 50 mg/l*
Nitrit	*< 0,02 mg/l*
Fluorid	*< 1,5 mg/l*
Hydrogencarbonat	*< 550 mg/l*
Chlorid	*< 50 mg/l*

Quelle: Österreichisches Bundesrecht: Gesamte Rechtsvorschrift für Mineral- und Quellwasserverordnung, Fassung vom 24. 9. 2009.

In der Schweiz zählen zu den geeigneten Wässern für Babys Evian, Fontessa Elm, Henniez bleue, Volvic, Vittel „Bonne Source".

Für deutsche Mineralwässer liegt der Höchstwert von Fluorid bei 0,7 mg/l. Mangan darf zudem 0,05 mg/l, Arsen 0,005 mg/l und Uran 0,002 mg/l nicht übersteigen. Nähere Infos erhalten Sie beim Verband deutscher Mineralbrunnen (☞ Adressverzeichnis).

Durch das Abkochen wird Mineralwasser, egal ob „prickelnd" oder „mild", ganz frei von Kohlensäure, die für Säuglinge nicht geeignet ist. Sie entweicht beim Erhitzen.
In der Babyabteilung mancher Supermärkte sind auch andere spezielle Tafelwässer erhältlich. Meist sind sie teurer, aber nicht unbedingt besser als die „babytauglichen" Markenwässer.

1 x 1 der Zubereitung

Säuglingsnahrungen sollen entsprechend der Anleitung auf der Packung immer frisch und heiß zubereitet werden. Achten Sie darauf, die fertige Nahrung immer im kalten Wasserbad oder unter Fließwasser auf Körpertemperatur abkühlen zu lassen, damit sich Ihr Kind nicht daran verbrennt.

Kontrollieren Sie die Temperatur der noch einmal geschwenkten Flasche durch Prüfen einiger Tropfen auf Ihrem Handgelenk.

• So erfolgt die Zubereitung in der Regel: Meist wird vom Hersteller empfohlen, zuerst 2/3 des temperierten Wassers in die Flasche zu füllen, **mit dem abgemessenen Pulver zu schütteln** und dann das restliche Wasser dazuzugeben und nochmals kräftig zu schütteln. Gegebenenfalls noch auf Trinktemperatur abkühlen lassen!
Dabei ist immer die Handgelenksprobe zu machen, damit sich das Kind nicht an zu heißer Nahrung verbrennt. In der Praxis dauert die Zubereitung jedoch lange und ist vor allem, wenn das Baby schon ungeduldig schreit, anstrengend.
Es gibt aber ein paar Tricks, die eine raschere Zubereitung bei gesunden, älteren Kindern ermöglichen. Die nächsten 3 Punkte sind nicht für junge, kranke oder frühgeborene Babys geeignet:

• Zur raschen Zubereitung können Sie etwa 1/4 bis 1/3 des frisch kochenden Wassers mit 3/4 bis 2/3 vorher abgekochtem, kaltem **Wasser mischen.** Letzteres kann z. B. als überschüssiges morgendliches Kaffee- oder Teewassers erkaltet in Flaschen gefüllt und im Kühlschrank aufbewahrt werden.

• Folgende Empfehlung einer Leserin eignet sich gut für unterwegs: Zubereitung mit abgekochtem, heißem **Wasser aus der Thermoskanne** kombiniert mit vorab gekochtem, abgekühltem Wasser aus der Glasflasche.

• Für die Zubereitung unterwegs und nachts empfiehlt es sich, **das Pulver vorzuportionieren.** Es gibt dafür spezielle Behälter. Nachts kann es sonst zu falscher Dosierung kommen, wenn das Zählen im schlaftrunkenen Zustand nicht so gut funktioniert.

• Manche Babys reagieren mit ☞ **Blähungen** auf den Schaum, der beim Schütteln entstehen kann. In dem Fall ist es besser, **die verschlossene Flasche zu rollen** oder mit einem langen Löffel kräftig umzurühren, um das Pulver gut aufzulösen.

Das Vorab-Zubereiten und Wiedererwärmen

Vermeiden Sie möglichst die komplette Vorab-Zubereitung des Fläschchens. Nehmen Sie bitte Ihrem Kind zuliebe die längere Zeit für frische Zubereitung in Kauf. Achten Sie so gut wie möglich auf frühe ☞ Hungerzeichen, um bei der Zubereitung nicht in Stress zu geraten.

Das komplette Zubereiten der Milchnahrung vorab, das darauf folgende Wiedererwärmen oder ☞ Warmhalten wird generell nicht empfohlen!
Insbesondere bei empfindlichen oder kranken Kindern soll es vermieden werden, da Säuglingsmilchnahrung ein wunderbarer Nährboden für Bakterien ist.

Das Vorab-Zubereiten kann keinesfalls empfohlen werden. Leider wird es in Ausnahmefällen angewendet. Dann sind diese Vorsichtsmaßnahmen unbedingt einzuhalten, sonst können ☞ Blähungen oder ☞ Durchfall die Folge sein:

- Achten Sie bei jeder Zubereitung auf alle zuvor beschriebenen Hygienemaßnahmen!

- Kühlen Sie die zubereitete Milchnahrung rasch unter fließendem kalten Wasser und bewahren Sie die verschlossene Flasche sofort im Kühlschrank bei maximal 4 °C auf! Im Kühlschrank gibt es unterschiedlich kalte Zonen. Stellen Sie die Flasche unten an die hintere Wand. Der Platz in der Tür ist „relativ warm", wenn der Kühlschrank öfters geöffnet wird.

- Bewahren Sie die fertige Nahrung maximal für 8 Stunden auf!

- Erwärmen Sie bei Gebrauch nur auf Handwärme, damit die empfindlichen Vitamine nicht allzu sehr in Mitleidenschaft gezogen werden! Beim Erwärmen können Sie sowohl Wasserbad, Fläschchenwärmer als auch ☞ Mikrowelle verwenden.

Die Mikrowelle arbeitet rasch, vitaminschonend und ohne typischen Aufwärmgeschmack. Dabei soll die Milch im Fläschchen ohne Sauger erwärmt werden.

Der große **Nachteil der Mikrowelle** besteht vor allem in der ungleichmäßigen Erwärmung. „Hitzenester" können **Verbrennungen** verursachen, während Bakterien sich in „Kältenestern" ungestört vermehren können. Ihr Kind kann sich an den heißen „Nestern" in der mikrowellenerwärmten Nahrung verbrennen. Schwenken Sie die Flasche, kontrollieren Sie die Temperatur und wärmen Sie nach. Schütteln und kontrollieren Sie nochmals! **Sicherer ist das Wasserbad.**

Auch zerstört die Mikrowelle die lebenden Zellen (mehr als 4.000 / Tropfen) von Muttermilch, z. B. die Abwehrzellen. Deshalb soll man Muttermilch nicht in der Mikrowelle erwärmen!

Warmhalten ist ungünstig!

Das Warmhalten von zubereiteter Säuglings(milch)nahrung in Fläschchenwärmer oder Thermoskanne ist unbedingt zu vermeiden.

Nahrungen müssen für jede Mahlzeit frisch zubereitet werden. **Reste von zubereiteter Nahrung müssen weggeworfen und dürfen nicht für die nächste Mahlzeit aufgehoben werden.**

Denn so keimarm Pulver für Säuglingsnahrung auch ist, es ist nicht keimfrei! In den letzten Jahren gab es ca. 70 Rückholaktionen von Herstellern. Obwohl in der Regel sicher, kann es doch auch zur Übertragung von Krankheitserregern oder zum Fehlen nötiger Nährstoffe bzw. zu Verunreinigungen (z. B. mit 3-MCPD-Fettsäure-Ester, Melamin) kommen.

Häufige Fragen zur Flaschenkost

Worauf muss ich bei Probepackungen achten?

Früher wurden Mütter bei der Geburt mit Probepackungen für Anfangsnahrung eingedeckt und dadurch oft vom Stillen abgehalten. Aufgrund einer EU-Richtlinie ist heute diese Praktik ohne ausdrückliche Zustimmung der Mutter verboten.

In Entbindungsstationen werden nun stattdessen Anforderungskarten für diverse Werbegeschenke verteilt. Wenn Sie Ihre Adresse für Werbezwecke hergeben, kontrollieren Sie bitte, was man Ihnen zugeschickt hat. So manches Mal ist man vor unliebsamen Überraschungen nicht gefeit.

Meistens werden Gratisproben der wenig empfehlenswerten 2er-Nahrungen versandt. Wir haben erfahren, dass manche Mütter von allergiegefährdeten Kindern Proben normaler 2er-Nahrung erhielten, obwohl sie das Allergierisiko ihres Kindes bekannt gegeben hatten. Sie gaben Ihrem Baby verfrüht die falsche Nahrung.
Außerdem erzählte uns eine Mutter, dass sie zuckerhältige 2er-Nahrungsproben erhielt, ohne dass der Zuckergehalt auf dem Probepäckchen vermerkt war.

Schließen Sie daher immer vom Inhalt der Großpackung auf die Zusammensetzung einer Probe!

Welches Fläschchen soll ich wählen?

Seit einigen Jahren sind Säuglingsfläschchen aus Kunststoff aufgrund ihres Gehaltes an Bisphenol A in Verruf geraten. Dieses wird als Material für Polycarbonat-Kunststoffe verwendet und kann in vielen Plastikprodukten (in Babyflaschen, Trinkbechern, Plastikgeschirr, Frischhaltebehältern) vorkommen.

Bisphenol A wirkt östrogenartig im Tierversuch, wird jedoch rasch abgebaut und ausgeschieden. Es könnte Fettleibigkeit, eine Schädigung des zentralen Nervensystems, Diabetes und Unfruchtbarkeit zur Folge haben.

In vielen Ländern (Deutschland, Dänemark, Frankreich, Kanada etc.) ist die Herstellung von Babyflaschen mit Bisphenol A mittlerweile verboten (Etikettiert als „bpa-frei" bzw. „bpa-free"). Europäische Institutionen für Lebensmittelsicherheit sehen jedoch bei derzeitigem Wissensstand und üblicher Verwendung keine Gesundheitsgefahr für Babys und Kleinkinder.

Trübe oder zerkratzte Fläschchen sind jedoch **immer zu ersetzen.** Im Handel werden auch Flaschen aus Polyethersulfon angeboten. Dieses ist allerdings nicht unbedingt besser untersucht als Bisphenol A. Vorsichtige Eltern können auf Trinkflaschen aus Glas wechseln.

Welche Sauger sind für das Fläschchen ideal?

Der Sauger muss für gesunde Kinder möglichst so beschaffen sein, dass das Saugen daran dem an der Brust ähnlich ist.
Saugerform, Elastizität und Größe des Sauglochs spielen dabei eine wesentliche Rolle.

Saugerform

Wichtig ist eine große Auflagefläche für die ausgestülpten Lippen. Beim Saugen an der Brust soll auch möglichst viel Warzenhof im Mund des Kindes sein. Dies ist auch für die Kieferstellung wichtig.
Der Saugernippel muss brustähnlich, also rund und lang sein.

Elastizität

Der Sauger muss formbar und weich sein, sodass die Zunge beim Saugvorgang gut einsetzbar ist.

Saugloch

Das Saugloch soll gerade so groß sein, dass bei umgedrehter Flasche nicht mehr als ein Tropfen pro Sekunde herauskommt.
Für Neugeborene und gestillte Kinder sollten „extrafeine" Lochungen verwendet werden, wie sie aber leider nur wenige Hersteller anbieten.
In der Beurteilung des Saugers müssen das Bedürfnis Ihres Kindes, sein Alter, seine Saugkraft und gegebenenfalls Hindernisse wie Spalten (extrem langer Sauger) einbezogen werden.

Kinder reagieren auch sehr unterschiedlich auf die Oberflächenbeschaffenheit des Saugers.
Silikon ist spiegelglatt (manchmal zu hart), während Latex samtig ist. Daher gilt es zu beobachten, welches Material das Kind bevorzugt.

Was muss ich noch beachten?

Bei der Gabe der Flaschennahrung beherzigen Sie am besten Folgendes:

- Kleine Kinder halten Sie **in der Armbeuge (im Wiegegriff)** – nicht im Liegen. Achten Sie darauf, dass Sie Ihr Kind Körper an Körper halten. Wechseln Sie die Seite, denn das unterstützt die Augenkoordination des Babys. Die beidseitige Stimulation ist auch für die Gehirnreifung wichtig.
Halten Sie Blickkontakt, wie es auch eine stillende Mutter tun würde und genießen Sie das Zusammensein.

- Geben Sie die Flasche „nach Bedarf"! Zwingen Sie nicht zum Fertigtrinken. Füttern nach Bedarf scheint die Intelligenz zu fördern.

- Ihr Kind sollte nicht von ständig wechselnden Bezugspersonen gefüttert werden.
Wählen Sie maximal 1 bis 2 Personen, die Sie im Normalfall entlasten.

- Achten Sie darauf, wenn Sie die Flasche geben, **ausreichend Hautkontakt** zu schenken.

Wenn nicht gestillt wird, fehlen dem Baby oft die Berührungen. Kuscheln bzw. liegen Sie so häufig wie möglich Haut an Haut mit dem Baby.
Babyschwimmen ist eine gute Gelegenheit (auch für Väter), seinem Kind nahe zu sein.
Babys sollten auch viel in Tragehilfen (z. B. im Tragetuch) getragen werden. Das beruhigt und sorgt für Nähe.

• Eine Stillmahlzeit dauert ca. 20 Minuten. Lassen Sie Ihrem Kind die Zeit, die es braucht. Vergrößern Sie das Saugloch nicht und vermeiden Sie Flaschen, die „mitwachsen", denn die Brust tut dies schließlich auch nicht.

• Breisauger sind weder für Milchnahrungen noch für Brei geeignet und dürfen nur in speziellen, von der Ärztin angeordneten Situationen verwendet werden.
Durch das große Loch (Kreuzschlitz) kann es zur Überfütterung kommen, weil das Sättigungszentrum im Gehirn nicht rasch genug reagieren kann. Das Kind soll Brei einspeicheln und daher vom Löffel nehmen.
Speziell untergewichtige Neugeborene werden aufgrund eines zu raschen Aufholwachstums im 1. Lebensjahr oft später stark übergewichtig.

• Tee und Saft sollen aus dem Becher bzw. dem Trinklernbecher angeboten werden. Es ist später schwieriger, das Kind von der Flasche zu entwöhnen, wenn es diese als Quelle jeder Flüssigkeit kennt.

• Das Gewicht der vollen Flasche soll nicht auf den Mund des Säuglings drücken. Halten Sie die Flasche mit leichtem Zug nach außen, damit sich der Unterkiefer frei bewegen kann.
Studien haben gezeigt, dass lange gestillte Kinder nur halb so oft Zahn- oder Kieferprobleme haben wie ungestillte.

Sind Tee- oder Wasserfläschchen zusätzlich nötig?

Bei normalen Temperaturen wird der Durst Ihres Kindes durch Muttermilch oder PRE-Nahrung ausreichend gestillt und es bekommt gleichzeitig die wichtigen Nährstoffe.
Im ersten halben Jahr ist daher keine zusätzliche Gabe von Tee oder Wasser nötig. Ja, sie könnte sogar schaden, weil das Kind ausreichend Flüssignahrung braucht, um gut versorgt zu sein.
Die **Trinkmenge** kann jedoch von 800 bis 900 ml Milchnahrung mit etwa einem halben Jahr auf 300 ml im Alter von einem Jahr sinken. Dann müssen wasserreiche Beikost bzw. noch zusätzlich Getränke angeboten werden.

Kann ich zu einer anderen Marke wechseln?

Säuglingsnahrungen derselben Gruppe (☞ PRE-, 1er- oder 2er-Nahrung) sind einander relativ ähnlich. Wenn Ihr Kind eine Marke weniger zu mögen scheint, können Sie einen Wechsel versuchen. Manchmal ist dies von Erfolg gekrönt.

Umgekehrt kann ein Wechsel von der gewohnten Marke zu einer anderen möglicherweise eine schlechtere Verträglichkeit mit sich bringen. Vermeiden Sie zuckerhaltige 2er-Nahrungen!

Mein Kind braucht die Flasche zum Einschlafen!?

Manchmal werden Babys mit einer Milch- oder Saftflasche ins Bett gelegt, damit sie besser einschlafen. Diese Vorgangsweise ist auf Dauer sehr schädlich. Denn Kinder, die dauernuckeln, behalten die ganze Zeit über süße Nahrung (mit Milch-, Frucht- oder Haushaltszucker) in der Mundhöhle. Bakterien lieben diese süße Umgebung und siedeln sich gerne an den ungeschützten Milchzähnchen an. Dadurch nimmt Karies schon im Kleinkindalter überhand und der

Gewöhnen Sie Ihr Kind am besten gar nicht daran, im Bett zu trinken! Lassen Sie ältere Babys zumindest einen Schluck Wasser nachtrinken (☞ Zahnpflege).

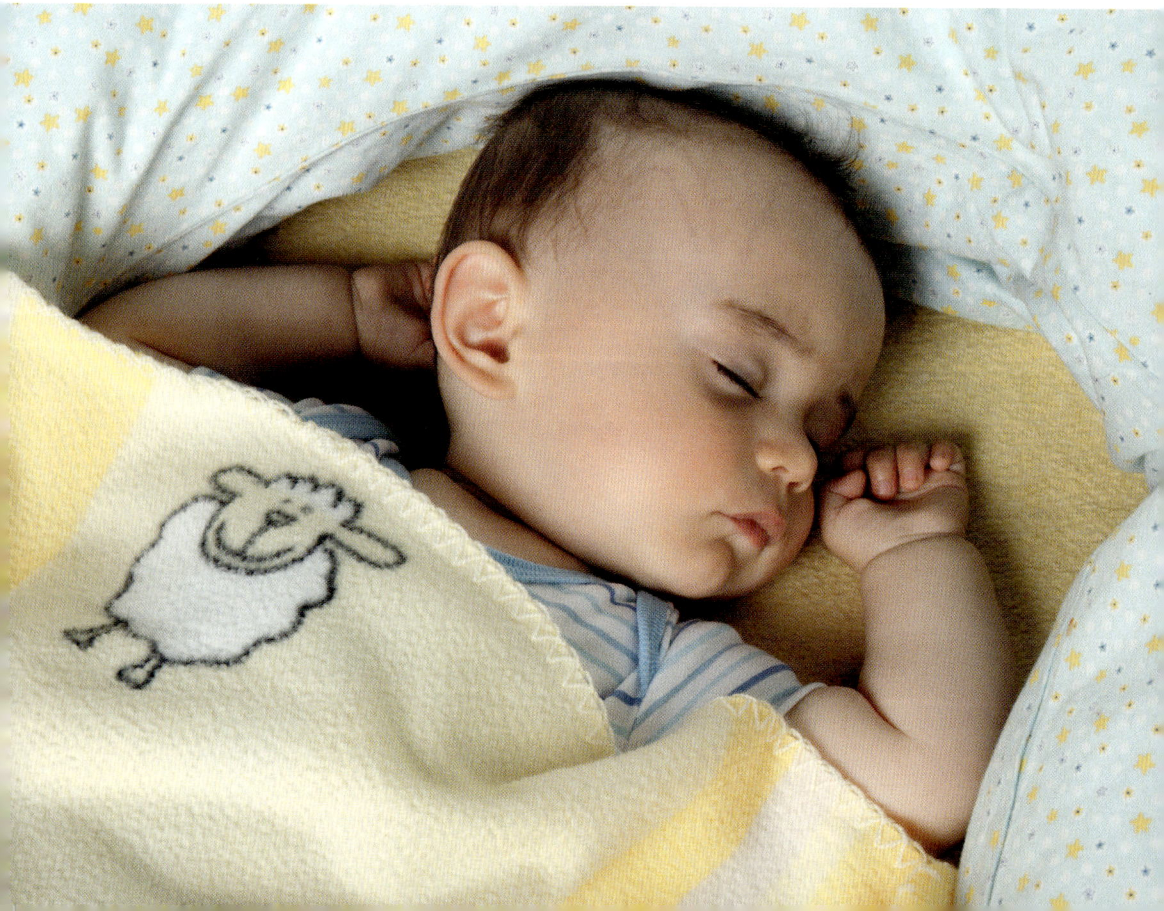

Zahnarztbesuch wird zum schmerzvollen Erlebnis. Kinder, die an der Flasche einschlafen, sind nachts unruhiger, wenn sie erwachen und Mutter und Flasche nicht mehr da sind. Das zeigen neueste Studien.

Mein Kind verlangt nachts mehrmals die Flasche!?

In den ersten Monaten haben Kinder oft nachts Hunger, denn sie brauchen gleichmäßig über Tag und Nacht verteilt Energie für das intensive Wachstum. Bei plötzlichen Wachstumsschüben verlangen auch ältere Kinder nachts (wieder!) nach der Flasche.
Vor allem wenn das Kind davor schon durchgeschlafen hat, kann das für die Eltern eine große Belastung sein.
Viele versuchen deshalb, die Zeit für die Zubereitung möglichst kurz zu halten. Eventuell hilft es, abends einen energiereicheren ☞ Getreidebrei zu geben. Manchmal lässt sich statt Milchnahrung problemlos abgekochtes Wasser oder ungesüßter Kräuter- oder Früchtetee in die Nachtflasche füllen. Im Sinne der späteren ☞ Zahnpflege ist dieser Wechsel sinnvoll.

Oft ist Durst der eigentliche Grund der Unruhe, besonders wenn die Luftfeuchtigkeit in geheizten oder sommerlich heißen Räumen zu niedrig ist.

Luftbefeuchter oder feuchte Tücher, die im Raum über Nacht trocknen, schaffen Abhilfe. Bei großer nächtlicher Unruhe kann auch eine Änderung des Schlafplatzes (Verstellen des Kinderbettes) zielführend sein.

Mein Kind hat Verstopfung, was soll ich tun?

Wenn der Stuhl mehrere Tage ausbleibt, ist das **bei ausschließlich gestillten Kindern** nichts Ungewöhnliches. Ein gestilltes Kind kann „7-mal am Tag oder alle 7 Tage einmal" Stuhlgang haben. Und selbst davon gibt es noch Ausnahmen, die keine „Erkrankung" sein müssen. **Im Flaschen- oder Beikostalter** kann es zu Verstopfung und hartem Stuhl kommen, wenn die Aufnahme von Flüssigkeit zu gering ist. Manche Mütter meinen es „zu gut" und geben bei der ☞ Dosierung von Milchfertignahrungen zu viel Pulver in die Flasche. Auch Andicken der Milchnahrung mit Reisflocken kann Verstopfung verursachen.

Achten Sie auf die richtige Dosierung, und vermeiden Sie ☞ stuhlfestigende Zutaten (Banane, Reis). Bieten Sie darüber hinaus und besonders bei erhöhtem Flüssigkeitsbedarf (bei großer Hitze, Fieber) genügend ☞ Getränke an.

Sollte sich daraufhin keine Verbesserung zeigen, sprechen Sie bitte mit Ihrer Kinderärztin, sie kann eine ☞ Spezialnahrung gegen Verdauungsbeschwerden und Blähungen anraten.

Wie kann ich Blähungen vermeiden?

Leidet das flaschengefütterte Kind unter ☞ Blähungen, sollten Sie darauf achten, dass das Kind nicht zu rasch trinkt. Lassen Sie immer ausreichend ☞ aufstoßen (auch zwischendurch), und legen Sie vielleicht eine Pause ein, z. B. um das Kind zu wickeln.

Um Schaumreste zu vermeiden, die durch verschluckte Luft Bauchdrücken verursachen können, sollten Sie die Flasche rollen statt schütteln. Oder Sie rühren das Pulver mit einem langen Löffel um.

Manche Kinder vertragen die Zusammensetzung bestimmter Nahrungen nicht. Wechseln Sie evtl. die Marke. Fragen Sie unbedingt Ihre Kinderärztin um Rat, wenn die Blähungen länger andauern.

Oft schluckt das Kind auch deshalb Luft, weil das Saugloch zu groß ist und die Nahrung bei umgedrehter Flasche herausläuft, anstatt langsam – etwa im Sekundenabstand – herauszutropfen.

Die Ärztin kann eine ☞ Spezialnahrung gegen Blähungen empfehlen! Diese Nahrungen sollten nur unter ärztlicher Anleitung gegeben werden.

Ab wann soll ich eine Lerntasse anbieten?

Das Trinken aus der Tasse hat den Vorteil, dass Kinder nicht ☞ „dauernuckeln" können. Zwischen dem 6. und dem 8. Monat sind die meisten Kinder fähig, aus einer Tasse, die für sie gehalten wird, zu trinken.

Mit 12 Monaten gelingt es ihnen oft schon, eine (Schnabel)tasse selber zu halten und wie die Großen zu trinken. Die motorische Entwicklung ist jedoch von Kind zu Kind unterschiedlich.

Gestehen Sie Ihrem Kind deshalb sein persönliches Tempo der Entwicklung zu. Es gewinnt Sicherheit daraus, langsam und seinem Rhythmus gemäß lernen zu dürfen.

Viele Kinder trinken im 2. und 3. Lebensjahr noch gerne aus der Flasche, das Saugen bedeutet einen vertrauten Genuss.

Bieten Sie in diesem Fall Tasse und Flasche im Wechsel an, bis Ihr Kind bereit ist, auf die Flasche zu verzichten.

Mein Kind verweigert die Flasche!?

Manchen Kindern fällt der Umstieg auf eine neue Nahrung, die in solch

ungewohnter „Verpackung" angeboten wird, schwer. Kinder wissen einfach, wie wunderbar Muttermilch schmeckt und profitieren gern möglichst lange davon.
Sollten Sie jedoch ☞ abstillen müssen oder unbedingt wollen, dann könnte ein Zwischenschritt darin bestehen, dass Sie die gewohnte Muttermilch ☞ abpumpen und in der Flasche anbieten, bevor Sie auf eine Säuglingsnahrung umsteigen. Erwärmen Sie die Muttermilch jedoch nicht in der Mikrowelle! Abwehrzellen gehen verloren.

Wenn Ihr Kind die Flasche verweigert, kann das ebenso an der ungewohnten Form des Saugers liegen.
Haben Sie Ihr Kind lange gestillt, können Sie die Milchnahrung auch direkt aus der Tasse bzw. dem Trinklernbecher anbieten und die Phase der Flaschenfütterung überspringen.

Mein Kind erbricht häufig!?

Ab und zu vertragen Kinder industrielle Kuhmilch- oder Soja-Nahrung nicht, weil sie auf einzelne Zutaten empfindlich reagieren oder weil der natürliche Verschlussmechanismus des Mageneingangs noch nicht ganz ausgereift ist. Es kann zu mehrfachem, schwallartigem Erbrechen kommen.
Fragen Sie Ihre Kinderärzin um Rat. Wenn das auch bei einer Spezialnahrung gegen Erbrechen der Fall ist, ist es notwendig, nochmals ärztliche Hilfe in Anspruch zu nehmen.

Noch ein Hinweis:
In unserem Online-Shop unter www.hanreich-verlag.at finden Sie Poster zur „Ernährung der (werdenden) Mutter" und zur „Ernährung im 1. Lebensjahr". Weiters sind auch welche zur Ernährung von Klein- und Schulkindern um je 2,90 €/Stück erhältlich.
Sie bieten den idealen Überblick auf Ihrem Kühlschrank oder auf Ihrer Pinwand.

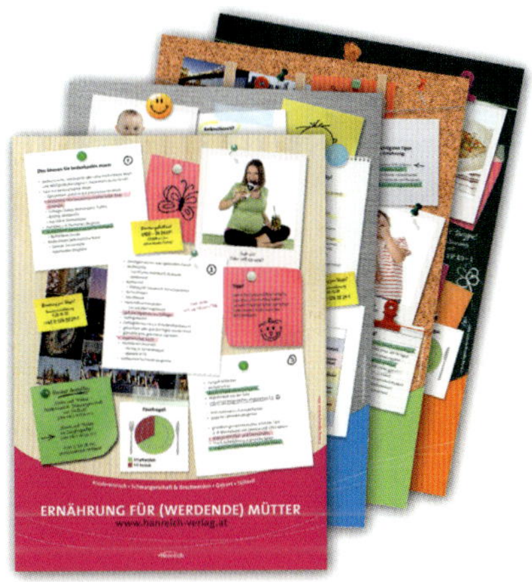

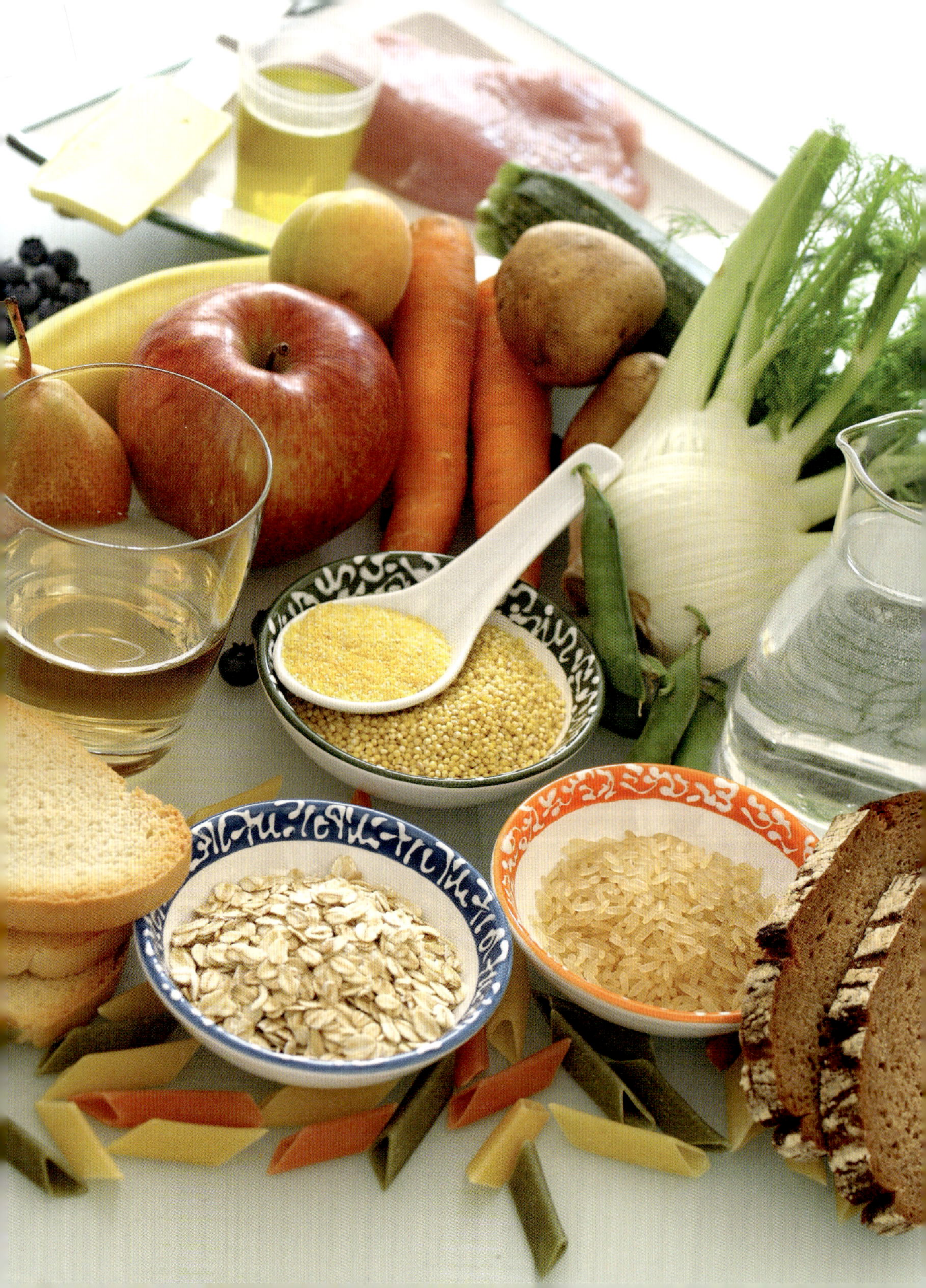

BEIKOST – NEUE VIELFALT

Als Beikost wird die Nahrung bezeichnet, die zu Muttermilch (oder Säuglingsflaschennahrung) „beigefüttert" wird. Muttermilch bleibt auch im 2. Lebenshalbjahr das wichtigste Lebensmittel und wird durch Beikost ergänzt. Dabei spielt es keine Rolle, ob es sich um Getränke (Säfte, Tee), um Fingerfood oder Breie (aus Obst, Gemüse, Fleisch oder Getreideflocken) handelt.

Die Beikostphase bildet einen Übergang zwischen ausschließlicher Milchnahrung und der Familienkost.
In dieser Zeit beginnt Ihr Kind langsam den Löffel und Fingerfood zu entdecken. Achten Sie auf das Kapitel *„1x1 des Zufütterns"* (☞ Seite 91). Es hilft Ihnen bei den ersten Schritten und ermöglicht es Ihnen, häufige Fehler zu Beginn zu vermeiden.

Beikostbeginn

In den ersten Lebensmonaten ist es relativ einfach, das Kind zu versorgen. Hunger und Durst werden ausschließlich durch Muttermilch oder Säuglingsmilchnahrung gestillt.
Mit etwa einem halben Jahr sind die meisten Kinder von ihrer Entwicklung her beikostreif. Ihre vermehrte Aktivität kann zu einem höheren Bedarf an Eiweiß, Mineralstoffen und Vitaminen führen, sodass der Beikostbeginn notwendig wird.

Empfehlungen für den Beikostbeginn

Beginnzeiten für die Beikost werden von Zeitschriften, Büchern, Freundinnen, älteren Verwandten, Stillberaterinnen und Ärzten, Gremien und Herstellern von Säuglingsnahrung – kurz von vielen Seiten – zur großen Verwirrung der Eltern – unterschiedlich angegeben. Das liegt zum Teil daran, dass sich die wissenschaftlichen Erkenntnisse und daher auch die Empfehlungen in den letzten Jahrzehnten stark verändert haben.
Zu Zeiten unserer Großmütter war eine frühe Beikostgabe („ab der 6. Woche") notwendig, wenn nicht gestillt wurde, denn die damalige, industriell gefertigte Säuglingsmilchnahrung war in ihrer Zusammensetzung der Vitamine und Mineralstoffe noch sehr unausgewogen.
Seit März 1999 verhindert eine EU-Verordnung die allzu frühe Beikostgabe. Es darf vom Hersteller seither nur mehr Beikost angepriesen und verkauft werden, die für Säuglinge frühestens ab dem 5. Monat bestimmt ist. Leider findet sich auf den Produkten im Regal

der Aufdruck ☞ „nach dem 4. Monat". Die große Ziffer 4 verführt doch manche Eltern dazu, zu früh, nämlich schon im 4. Lebensmonat, Beikost zu geben.

Das Forschungsinstitut für Kinderernährung in Dortmund empfiehlt, frühestens im 5. Monat und spätestens Anfang des 7. Monats mit Beikost zu beginnen.
Auch die Gremien der Kinderärzte in den deutschsprachigen Ländern schließen sich dieser Empfehlung an, halten aber gleichzeitig (wie die WHO) etwa 6 Monate ausschließlich (also ohne Gabe von Beikost) zu stillen für ein „anstrebenswertes Ziel".

Seit 2001 empfiehlt die WHO 6 Monate ausschließlich zu stillen und einen Beikostbeginn ab dem 7. Monat, während weiter ergänzend gestillt wird. Langes Stillen schützt Ihr Kind auch später vor Erkrankungen und Spitalsaufenthalten. Stillen ist und bleibt das Beste!
Auch die La Leche Liga und andere Stillorganisationen sprechen von einem wünschenswerten Beikostbeginn ab etwa einem halben Jahr. Dies ist vor allem bei gestillten Kindern praktisch (aber auch bei flaschengefütterten Kindern möglich), weshalb ich einen Beikostplan für gestillte Kinder zirka ab dem 7. Monat erstellt habe.

Vom richtigen Zeitpunkt

Ihr Kind wird selber mit ca. einem halben Jahr den optimalen Beginn seines Beikostalters signalisieren. Bei manchen Kindern ist dies schon im 5. oder 6. Monat der Fall, bei anderen erst im 8. oder vereinzelt sogar noch später.
Wenn Ihr Kind gestillt wird, gesund ist und gut gedeiht, ist es möglich, zu seinem persönlichen Zeitpunkt mit der Beikost zu beginnen.
Beginnen Sie jedoch **frühestens im 5. Lebensmonat** (nach der 17. Woche). Denn erst mit Anfang des 5. Monats ist die Entwicklung des Darmes und der Nieren so weit vorangeschritten, dass neue Lebensmittelbestandteile gut verkraftet werden könnten.

Doch spucken viele Kinder in diesem Alter die Beikost wieder aus, weil der Zungenstreckreflex noch überwiegt oder der Kau- und Beißimpuls noch nicht voll ausgebildet ist.
Die Zunge kann breiige Speisen noch nicht zur Speiseröhre transportieren, ohne dass viel „daneben" landet. Daraus schließen Eltern oft, dass der Brei nicht geschmeckt habe, und sie probieren verfrüht und unnötigerweise eine Vielzahl von Lebensmitteln aus, für die ihr Kind noch nicht reif ist.
Manche Eltern scheint es mit besonderem Stolz zu erfüllen, wenn sie es schaffen, ein widerstrebendes Kind mit Beikost zu füttern. Dreht das Kind den Kopf weg oder schlägt sogar oftmals gegen den Löffel, ist dies ein ernstzunehmendes Zeichen der Ablehnung.

Keinesfalls sollte Beikost als Breiflasche angeboten werden, außer dies wird von der Kinderärztin aufgrund des Gewichtsverlaufes ausdrücklich angeraten, da es sonst zu einer Überfütterung kommen kann.

Vor dem Beginn des 7. Lebensmonats mit Beikost anzufangen ist meist nicht notwendig, kommt teurer und führt zu einem größeren Infektionsrisiko Ihres Kindes!
Manche Kinder wollen von ihrer Entwicklung her einfach später mit der Beikost beginnen. Sie wollen vielleicht keine Breie, sondern gleich am Familientisch mitessen. Sie lieben ☞ Fingerfood (Hirsebällchen, Maisstangen, gekochte Karotten oder Kartoffeln, ein Stückchen Banane).

Manchmal verlieren Kinder das Interesse an der Löffelkost, wenn Ihnen Beikost nicht zum entsprechenden Zeitpunkt ihrer Entwicklung angeboten wird.
Probieren Sie daher spätestens ab dem 7. Lebensmonat (Ende der 26. Woche) immer wieder im Abstand von einigen Tagen die Löffelfütterung.

Beginnen Sie nicht mit der Beikost, wenn das Kind gerade durch Krankheit oder Zahnen etc. belastet ist!

Zeichen für die Beikostreife

Achten Sie auf die Zeichen Ihres Kindes, die Ihnen zeigen, wann Ihr Kind Beikost essen möchte. Treffen einige der im Kasten genannten Zeichen zu, wird Ihr Kind bereit sein, den Löffel zu probieren. Denn wie Kinder zu unterschiedlichen Zeiten das Laufen oder Sprechen lernen, sind sie auch zu individuellen Zeiten reif für die Beikost.

Beikostbereit? Ihr Baby signalisiert es durch folgende Zeichen:

- *Es zeigt immer stärkeres Interesse an der Nahrungsaufnahme der Eltern, beobachtet alles und greift in den Teller.*
- *Es macht Kaubewegungen, während es andere beim Essen beobachtet.*
- *Es kann bereits Gegenstände zwischen Daumen und Fingern erfassen und zum Mund führen.*
- *Mit etwas Unterstützung kann es schon sitzen. Das ist wichtig, denn auf dem Rücken liegend fällt die Nahrungsaufnahme bedeutend schwerer.*
- *Es kann bereits breiige Nahrung mit der Oberlippe vom Löffel nehmen sowie mit der Zunge nach hinten transportieren und schlucken.*
- *Es braucht mehr an Nahrung.*
- *Eventuell sind schon die ersten Zähne durchgebrochen.*

Selbstgekochtes oder Gläschen?

Oft stellen Eltern die Frage, was besser sei, Beikost selber zuzubereiten oder Gläschen & Co. zu verwenden? Diese Frage ist nur aus der jeweiligen Situation heraus zu beantworten.

Gläschen unterliegen strengeren gesetzlichen Vorschriften als herkömmliche Lebensmittel, denn Babykost wird zu den diätetischen Produkten gezählt. Sie weisen eine hohe, gleichbleibende Qualität der Zutaten auf und garantieren geringen Schadstoffgehalt.
Allerdings sind häufig unnötig viele Zutaten in den Gläschenprodukten, oft muss Öl extra zugegeben werden, dafür ist unerwünschterweise Zucker oder Salz beigefügt. Gläschen haben natürlich ihren Preis und vermehren den Hausmüll. Der zeitliche Aufwand für Einkauf und Zubereitung ist jedoch deutlich geringer, weshalb der Großteil der Mütter Gläschen verwendet, vor allem, wenn bereits ältere Kinder da sind. In Deutschland gibt es auch BIO-Babykost **aus der Tiefkühltruhe** (babyviduals) .
Frisch zubereitete Beikost bietet aber eine größere Vielfalt an Geschmack und Geruch und mundet vielen Kindern am besten. Die gewünschte Anzahl und Bandbreite an Lebensmitteln kann leicht reguliert werden, dies ist speziell bei allergischen Babys von großem Vorteil. Achten Sie auf Hygiene, dann steht dem Selberkochen nichts mehr im Wege und Sie können für Ihr Baby den Kochlöffel schwingen.

Einfache Beikostrezepte, Rezepte für den Umstieg zum Familientisch und Hinweise zur Zubereitung finden diejenigen, die selber Beikost kochen wollen, in unserem Buch *„Rezepte und Tipps für Babys Beikost“* (☞ weiterführende Literatur). Dort ist auch ein ABC der Zutaten enthalten, das Ihnen bei alternativen Kombinationen hilft. Der praktische Ratgeber enthält Saisonkalender und einen Beikostplan.

Breie selber zuzubereiten ist sinnvoll, wenn ...

... Sie Ihrem Kind ein Geschmacks- und Geruchstraining angedeihen lassen wollen, damit es die Vielfalt natürlicher Lebensmittel besser akzeptiert.
... die verwendeten Lebensmittel tagesfrisch sind bzw. nur kurz im Kühlschrank gelagert wurden!
... die Lebensmittel wenig ☞ Schadstoffe beinhalten, z. B. bei Lebensmitteln ☞ „aus biologischer Landwirtschaft“.
... Sie genau wissen, woher die verwendeten Zutaten kommen, z. B. vom eigenen Garten oder Bauernhof, wo „biologisch“ gewirtschaftet wird.
... wenig ☞ Nitrat in Pflanzen enthalten ist, also weder Glashaus noch Abdeckfolie benutzt werden, nicht überdüngt und an sonnigen Tagen geerntet wird.

1 x 1 des Zufütterns

• Beginnen Sie in der 1. Woche nicht mit der Beikostgabe, wenn Ihr Kind schon zu hungrig ist. Denn dann kann es der neuen Essweise nicht die nötige Ruhe entgegenbringen. Sie können einerseits den Abstand zur vorherigen Mahlzeit kürzer ansetzen, sodass der Hunger noch nicht so groß ist. Oder stillen Sie bzw. füttern Sie Milchnahrung und bieten Sie im Anschluss, bevor Ihr Kind ganz satt ist, Beikost an.

• Generell kann vor oder nach der Beikostgabe gestillt werden. **Stillen Sie** über einen längeren Zeitraum **zuvor, wenn Sie die Milchbildung anregen möchten,** probieren Sie anschließend wenige Löffel Beikost.
Wenn Sie die Beikostmahlzeit ergänzen oder die Milchmahlzeit durch Beikost langsam ersetzen möchten, wird nach der Beikostgabe gestillt.

• Bieten Sie, wenn Sie nicht stillen, etwas zu **trinken zur Mahlzeit** an. Näheres dazu im Kapitel ☞ *„Getränke"* auf Seite 139. Bieten Sie die Getränke vom Löffel, aus einem Plastikbecher oder einer Trink-Lern-Flasche an. Stillkinder sollten erst gar nicht an die üblichen Teeflaschen gewöhnt werden.

• Verwenden Sie zum Füttern einen **kleinen, flachen Plastiklöffel,** welcher schmal und gut abgerundet ist. Mit langstieligen und biegfesten Löffeln lassen sich außerdem Gläschenbreie beim Erwärmen umrühren.
Metallene Löffel sind zu hart, können eventuell zu Verletzungen im Mundwinkel führen und sind auch oft zu heiß, da sie die Wärme gut leiten. Den silbernen (Tauf)löffel sollten Sie daher besser bis nach dem 1. Geburtstag aufheben! Der **Teller** sollte **bruchfest** sein, also aus Plastik, und vor allem im Zentrum möglichst **keine aufgeprägte Farbe** aufweisen, die sich bei Gebrauch lösen kann. Am besten ist, Sie statten sich zu Beginn mit mehreren Löffeln und Tellern bzw. Schüsselchen aus.

• **Schützen Sie die Kleidung Ihres Kindes** – anfangs geht vieles daneben. Mehrere Lätzchen, die die ganze Vorderfront und die Oberarme abdecken und für unterwegs geeignet sind, bzw. ein Plastikschutz mit Auffangschale sind unumgänglich, wie Sie sicher schnell feststellen werden. Wenn Ihr Kind selber löffeln kann, sind Ärmellätzchen empfehlenswert.
Bei manchen Kindern ist es auch sinnvoll, als Mutter eine Schürze zu verwenden. Verzichten Sie auch auf Stofftischdecken zugunsten von abwischbaren Tischplatten, Tischtüchern oder Tischsets.

• **Feuchte Waschlappen** für Gesicht und Babyhände bzw. Küchenpapier sollten Sie immer griffbereit halten.

• Geben Sie Ihrem Kind zum Halten etwas in die Hände, das abwaschbar ist, z. B. einen eigenen Plastiklöffel, 1. Fingerfood oder ein Spielzeug. Sonst sind Teller, Glas oder volle Löffel gefährdet.

• Wenn sich der Boden unter dem Essplatz schlecht reinigen lässt, empfiehlt es sich, für den Essplatz des Babys eine Plastikunterlage für Bürostühle zu organisieren oder den Platz mit einer Wachstischdecke auszulegen.

• Achten Sie auf einen möglichst aufrechten und **sicheren Kindersitz.** Er soll genug Standfestigkeit aufweisen, um die Bewegungen des Kindes zu kompensieren.

• Ein **fixer Essplatz** ist wichtig. Sie sollten dem Kind beim Füttern immer ins Gesicht sehen können. Sitzt das Kind an einer kurzen Seite eines rechteckigen Tisches, so sitzt es an der „Boss"-Position und gibt eventuell den Ton an.

• **Geben Sie Ihrem Baby** die **Zeit**, die es braucht, um die neue Ernährungsform zu lernen. Meist eignet sich die Mittagszeit am besten, um zu beginnen, weil da die Aufmerksamkeit am höchsten ist. Es ginge jedoch auch abends, wenn dies die Mahlzeit ist, zu der für die ganze Familie gekocht wird.

• **Anfangs** geben Sie **nur wenige Löffel feinpürierten Brei.** Später, wenn Ihr Baby älter wird, regt die sogenannte „Juniorkost" zum Kauen an und stärkt die Mundmotorik. Sie können dem Geschmack des Babys bei der Beikosteinführung mit süßlichen Gemüsen und Obstmus (Karotten, Kürbis oder Birne) entgegenkommen. Planen Sie die Gabe von kleinen Mengen ☞ Hafer oder ☞ Dinkel während der Stillzeit ein.

• Viele Eltern stellen sich die Frage nach der **Menge.** Manche Kinder essen relativ bald ein halbes oder gar ganzes Gläschen. Andere kosten wochen- und monatelang nur von Brei oder Stückchen. Machen Sie sich keine Sorgen, wenn Ihr Kind gesund und munter ist und noch den Hauptanteil seines Hungers durch die Muttermilch oder durch die Milchnahrung deckt.

• Lehnt Ihr Baby mit 7 Monaten die Beikost immer noch ab, kann das bedeuten, dass es noch nicht beikostbereit ist.
Andererseits liegt es manchmal nur am unbekannten Geschmack, wenn Babys den Brei ablehnen. Dann hilft der Umstieg auf Kürbis oder das Mischen des Karottenbreis mit etwas Muttermilch oder Säuglingsmilchnahrung. Bereiten Sie den Brei eventuell etwas flüssiger zu. Es ist auch einen Versuch wert, ein anderes Familienmitglied das Baby füttern zu lassen.

• Verwenden Sie immer einen **eigenen Löffel,** wenn Sie den Brei kosten. Das In-den-Mund-Nehmen des Babylöffels oder Schnullers führt zur Übertragung von Kariesbakterien.

• **Kinder brauchen Rituale** – einen klar signalisierten Beginn und ein ebensolches Ende, z. B. durch ein Gebet, ein *„Mahlzeit", ein „Jetzt sind wir fertig, danke!"* oder Ähnliches.
Eine entspannte Atmosphäre ohne Streitgespräche bei Tisch ist ebenfalls von Vorteil.

Tipps für die Praxis

Vorsorgend einkaufen

Bitte achten Sie rechtzeitig, speziell wenn Sie zum Einkaufen oder auf Ausflügen längere Zeit unterwegs sind, auf ausreichende Versorgung mit geeigneten ☞ Getränken und einfacher Beikost um Engpässe zu vermeiden.
Auf Reisen ins Ausland (nach Griechenland, Italien etc.) ist die Mitnahme von Nahrung zumindest für die ersten Reisetage empfehlenswert.
Manchmal sind Gläschen nur in der Apotheke auf Vorbestellung zu bekommen. Erkundigen Sie sich vorab, ob im Reiseland vergleichbare Nahrung erhältlich ist, und nehmen Sie andernfalls Nahrung für den gesamten Urlaub mit oder kochen Sie die Beikost selber.
Ist das Kind ☞ allergiegefährdet oder werden ☞ Spezialnahrungen benötigt, sollte auch bei einem eventuellen Krankenhausaufenthalt für die richtige Nahrung vorgesorgt sein.

***Tipp:** Gläschen lassen sich für unterwegs maximal bis zu einer Stunde warmhalten, wenn man sie nach dem Erhitzen in Alufolie wickelt und im Thermobag transportiert.*

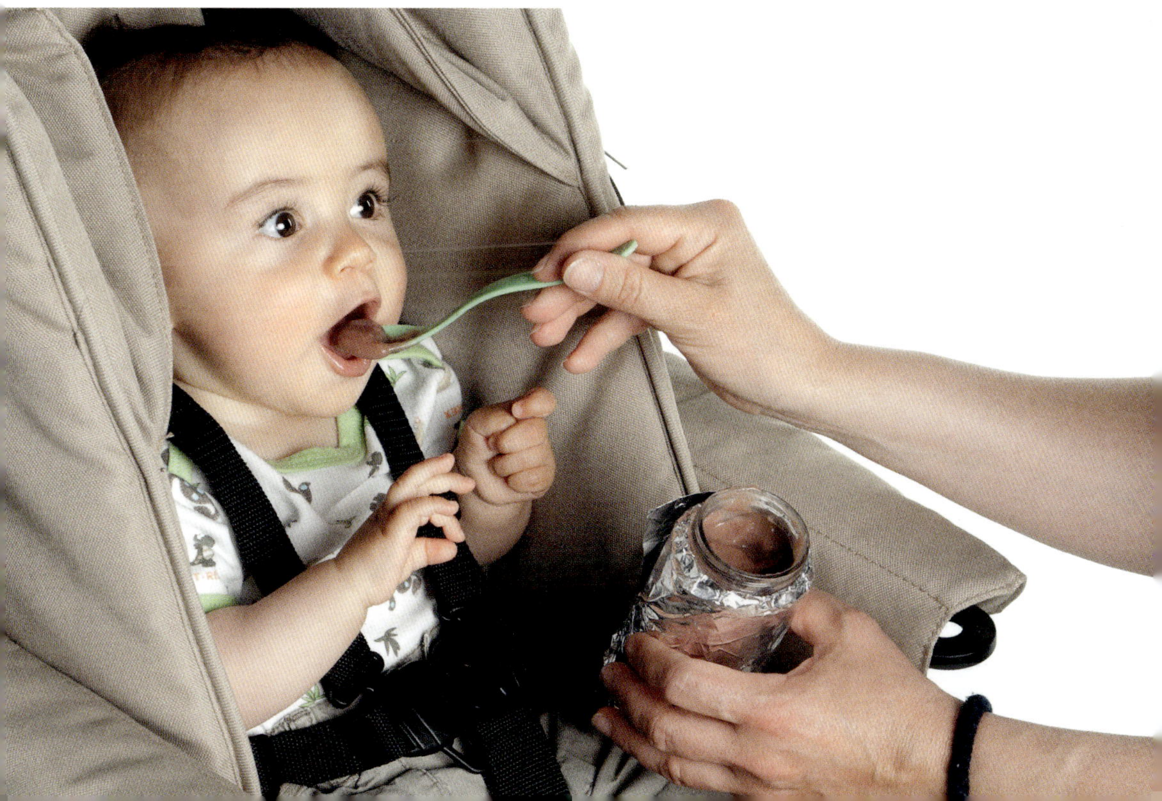

Aufbewahren von Gläschen

Original verschlossen sind Gläschen ungekühlt haltbar. Sie sollten jedoch nicht im prallen Sonnenlicht oder über der Heizung aufbewahrt werden.
Gläschen, denen nur ein Teil der Nahrung entnommen wurde, ohne dass sie insgesamt erwärmt wurden, können im Kühlschrank 1 bis 2 Tage verschlossen(!) aufbewahrt werden. Stellen Sie sie dazu unten an die Rückwand des Kühlschrankes, denn dort ist der kälteste Platz (nicht in die Türe!).

Erwärmen der Gläschen

Das **Erwärmen der geöffneten Gläschen** auf Esstemperatur erfolgt meist **im Wasserbad**. Dadurch verhindern Sie, dass der Brei anbrennt, und die Erwärmung erfolgt schonend.
Es gibt auch spezielle Gläschenwärmer, die aber manchmal langsamer arbeiten und bei hungrigen Babys eine Geduldprobe bedeuten. Auch ein Erwärmen im Dampfgarer ist möglich.

Achten Sie beim Erwärmen im Wasserbad darauf, dass das Wasser nicht zu hoch steht und ins Gläschen laufen kann. Rühren Sie zwischendurch mit einem langen Löffel um. Praktisch ist dabei ein Gläschenhalter zum Fixieren und Herausheben des Gläschens.

Bevor Sie Ihrem Kind den Brei reichen, rühren Sie ihn gut durch und prüfen mit einem eigenen Löffel, den Sie nicht nochmals ins Gläschen tauchen, ob die Temperatur stimmt.

Mikrowelle: ja oder nein?

Manche Eltern bevorzugen zum Erwärmen die Mikrowelle. Sie arbeitet bei korrekter Anwendung **rasch und vitaminschonend**. Bei manchen bleibt aber eine gewisse Skepsis gegenüber dieser Methode.
Wenn Sie die Mikrowelle verwenden wollen, so muss Folgendes beachtet werden: Stellen Sie das **Gläschen immer ohne Deckel** in das Gerät (sonst besteht Explosionsgefahr!), erwärmen Sie schrittweise und rühren Sie zwischendurch um. Sonst kann es vorkommen, dass der Brei mit einem „Blubb" aus dem Gläschen spritzt.
Im Lebensmittel können Hitze- und Kältezentren entstehen. Denken Sie daran, die Breie vor dem Essen umzurühren, damit sich Ihr Kind nicht daran verbrennt. Erwärmen Sie nicht zu stark. Eine Überhitzung der Lebensmittel (auf dem Herd und in der Mikrowelle) kann dazu führen, dass sich das Eiweiß unerwünscht verändert.

Ein Nachteil der unregelmäßigen Erwärmung ist, dass sich Bakterien in manchen Bereichen vermehren können und nicht abgetötet werden. Breie müssen daher auch zwischendurch umgerührt werden.

Wiedererwärmen ist ungünstig!

Fertige Breie sollen nach Möglichkeit nicht lange warm gehalten, sondern sofort gefüttert werden.
Reste von bereits erwärmten Speisen dürfen weder im Wasserbad noch in der ☞ Mikrowelle ein 2. Mal erwärmt werden! Durch das Wiedererwärmen kann es zu hygienischen Problemen kommen.
Sind auch nur wenige Bakterien über die Luft, durch in den Mund genommene Löffel oder unreine Hände ins Essen gelangt, dann können sich diese „Miniwesen" unterdessen stark vermehrt haben.
Im Säuglingsdarm können diese Bakterien oder die von ihnen gebildeten Gifte ☞ **Durchfall** oder andere Erkrankungen auslösen.

Außerdem werden beim Wiedererwärmen unnötig **Vitamine zerstört**. Gläschenbreie werden schon bei der Herstellung erhitzt und zur Verlängerung der ☞ Haltbarkeit hitzesterilisiert. Sie sollen deshalb von Ihnen nur einmal erwärmt werden.
Entnehmen Sie deshalb zum Aufwärmen nur die benötigte Menge und erwärmen Sie nur diese. Der Rest kann bis zum nächsten Tag im Kühlschrank aufbewahrt werden. Werfen Sie bereits einmal erwärmte Breie weg, oder essen Sie die Reste – z. B. in Saucen, Suppen, Aufläufen – selber.
Bei selbstgekochten Breien hat sich Tieffrieren in glattwandigen bzw. flexiblen Eiswürfelbehältern bewährt.

Wärmen Sie nur den benötigten Teil in einem reinen Gefäß auf (z. B. in einer Tasse oder in einem gut ausgewaschenen Gläschen)!

Sauberkeit ist Trumpf

In Winkeln, Ecken und an Rändern von Gefäßen bleiben oft Spuren von Beikost haften, die ein guter Nährboden für ☞ Bakterien sind. Spülen Sie Breireste auf dem Koch- und Essgeschirr bzw. dem Besteck zunächst ab. Waschen Sie es dann im Geschirrspüler oder reinigen Sie es gründlich mit heißem Wasser und Spülmittel.

Von der richtigen Menge

Wie viel an Beikost Ihr Kind essen mag, kann sehr unterschiedlich sein. Solange nur wenige Löffel zur Milchmahlzeit gegeben werden, ist es nicht notwendig, auf eine bestimmte Menge Brei zu achten. Auch später hängt vieles vom Appetit, Stoffwechsel und Bewegungstrieb Ihres Kindes ab. Manche Kinder kosten wochenlang nicht mehr als wenige Löffel. Die meisten Kinder essen jedoch zur Mittagsmahlzeit vom Ende des 7. Monats an bis ins 8. Monat etwa 190 g, vom 8. bis ins 10. Monat 220 g und ab dem 11. Monat ca. 220 bis 250 g. Fragen Sie im Zweifelsfall Ihre Kinderärztin, ob das Gewicht des Kindes der Körperlänge (nach den neuen WHO-Gewichtskurven) entspricht.

Das Ergänzen der Milchmahlzeiten

Das Ergänzen der gewohnten Milchmahlzeiten durch Beikost erfolgt fließend. Noch monatelang kann Muttermilch ein wertvoller Bestandteil der Beikostmahlzeiten sein und den Durst löschen.
Dabei werden die Brustmahlzeiten vermutlich kürzer, weil das Kind die dünnflüssigere erste Milch (Vordermilch) bevorzugt bzw. zügiger trinkt. Beachten Sie folgende Punkte:

• **Der Austausch der Mahlzeiten erfolgt „fließend".** Ersetzen Sie die Still- oder Flaschenmahlzeiten nicht von heute auf morgen, sonst bekommt Ihr Kind das Gefühl, ihm würde das Gewohnte entzogen.
Die Einführung der Beikost könnte dann in einen „Machtkampf" zwischen Mutter und Kind ausarten.

• Bieten Sie zu Beginn (oder am Ende) der Mahlzeit wenige Löffel Brei an. Anschließend (bzw. davor) wird noch gestillt oder die Flasche gegeben.
Spätestens bei der 3. Beikostmahlzeit soll vor oder zu den Mahlzeiten aus einem Becher (oder einer Flasche) ☞ **babytaugliches Wasser als Getränk** angeboten werden.

• Es werden **nur etwa 1 bis 2 Beikostmahlzeiten pro Monat** eingeführt, damit sich das Kind und die stillende Mutter an die geänderten Bedingungen gewöhnen können.

• Ihr Kind lernt ein Lebensmittel nach dem anderen kennen. **Nehmen Sie maximal alle 4 Tage ein neues Lebensmittel** im ☞ Beikostplan **dazu.** Sie können aber auch langsamer vorgehen. Allergologen empfehlen neuerdings jedoch zur Schulung des Immunsystems die rasche Bekanntmachung mit Neuem.

• Geben Sie Gemüseallerlei mit 7 Sorten erst, wenn bereits 6 Sorten gut vertragen wurden. Durch die stufenweise Einführung der Beikost-Lebensmittel wird der Darm Ihres Kindes geschont, und Sie können leicht erkennen, wie Ihr Kind auf Einzelnes reagiert.

• Sollte Ihr Kind auf ein neues Lebensmittel starke ☞ Blähungen bekommen, können Sie rasch handeln und darauf verzichten. Verfestigt sich der Stuhl Ihres Kindes allzu sehr, sind ☞ **stuhlauflockernde Lebensmittel**, wie z. B. Birnen, Kartoffeln und Kürbis, die nächste Wahl. Wird der Stuhl sehr flüssig, können Sie als Nächstes einen **stuhlfestigenderen Brei**, z. B. mit Bananen oder Reis, anbieten.

• Haben Sie Mut zur Lücke, wenn eine Zutat einmal nicht erhältlich ist oder nicht schmeckt. Allerdings wurden die Zutaten bewusst in dieser Reihenfolge gewählt. Wenn Sie vom Plan abweichen, empfiehlt es sich, Gläschenetiketten genauer zu studieren.

• Unser Mahlzeitenfahrplan zeigt Ihnen, wie die Mahlzeiten aufgebaut werden können.

Der Mahlzeitenfahrplan zu Beikostplan 1

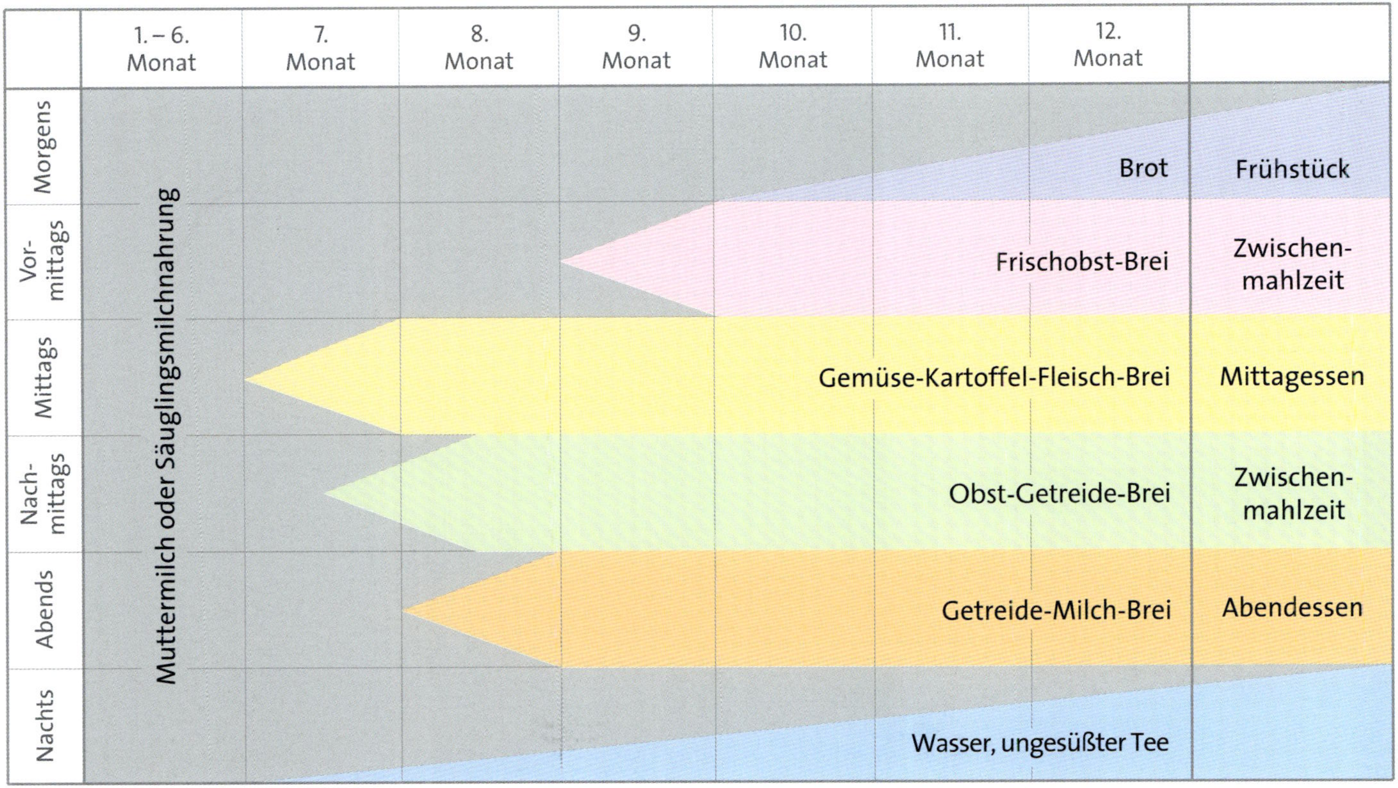

Einkauf von Beikostnahrung

Angesichts der langen Regale für Babynahrung im Supermarkt sind viele Mütter verzweifelt. Der Einkauf von Säuglingsnahrung entpuppt sich immer öfter als *„eine Wissenschaft für sich“*. Ich habe für Sie daher eine exemplarische ☞ *„Gläschen-Übersicht“* mit den auf dem deutschsprachigen Markt erhältlichen Produkten erstellt. Sie soll Ihnen den Einkauf erleichtern und ist bei uns direkt erhältlich. Die tatsächliche Beikost Ihres Kindes wird sich infolge seiner Vorlieben und der sich ändernden Marktsituation davon und von unseren Beikostplänen unterscheiden. Daher ist es für Sie – als „Gesundheitsdetektiv“ Ihres Kindes – wichtig, die Information auf den Packungen zu lesen. Was auf dem Etikett stehen muss bzw. darf, ist genau geregelt.

Haltbarkeitsdatum

Das Ende der Haltbarkeit ist meist am Etikettenrand eingestanzt bzw. auf den Packungen aufgedruckt. Säuglingsnahrung wird durch Erhitzen bzw. Trocknung haltbar gemacht. Es kann durch Fehler bei der Produktion, Beschädigung beim Transport oder Öffnen durch andere Kunden zu vorzeitigem Verderb kommen.

Achten Sie beim Öffnen von Gläschen immer auf das Knacken des Sicherheitsverschlusses! Kosten Sie vor dem Füttern mit einem eigenen Löffel oder riechen Sie zumindest an den Breien!

Zutatenliste

Zutaten werden in der Zutatenliste nach der enthaltenen Menge aufgelistet. **Am Anfang stehen die Hauptzutaten**, Gewürze etc. kommen am Schluss. Beginnt beispielsweise die Zutatenliste eines Instanttees mit ☞ „Saccharose“, dann enthält das Produkt als Hauptbestandteil ☞ Zucker. Die Zutatenliste verrät, ob weniger geeignete Inhaltsstoffe, wie Zitronensäure (in div. Dicksäften), oder unnötige Gewürze, wie Zimt und Vanille, enthalten sind.

Auch Produkte mit unbestimmten Angaben, wie „Kräuter“, sind im 1. Lebensjahr nicht ideal. Wird allgemein Stärke – ohne genauen Hinweis, woher diese stammt – angegeben, dann muss sie lt. EU-Gesetzgebung „glutenfrei“ sein.

Zeitangaben der Hersteller

Auf den Gläschen gibt es vom Hersteller empfohlene Beginnzeiten. Folgende Angaben verstehen sich als frühest mögliche Gebezeiten. Doch nicht immer sind diese Angaben ein idealer Wegweiser (☞ Beikostreifezeichen).

„nach dem 4. Monat“

Aus Marketinggründen wurde die ehemalige Angabe „ab dem 4. Monat“ in die Aufschrift „nach dem 4. Monat“ statt in den Aufdruck „ab dem 5. Monat“ umgewandelt.

> *Bleibt zu hoffen, dass alle Mütter trotz großer Ziffer 4 auf dem Etikett realisieren, dass „nach dem 4. Monat“ ab dem 5. Monat bedeutet. Die Empfehlung der WHO sieht den Beikostbeginn idealerweise nach 6-monatiger Vollstillzeit ab dem 7. Monat vor. Dann sind zu allen Zeitangaben etwa 2 Monate dazuzurechnen!*

Das Angebot an Gläschen mit dem Aufdruck „nach dem 4. Monat“ ist am umfangreichsten. Dadurch entsteht leicht der Eindruck, als ob schon in diesem Monat alle Sorten ausprobiert werden müssten, obwohl im 1. Beikostmonat wenige Gläschensorten völlig ausreichen. Unsere ☞ *„Gläschen-Übersicht“* hilft Ihnen, gezielt eine Auswahl zu treffen.

„ab dem 6. Monat“

Es gibt nur wenige Mittagsgläschen „ab dem 6. Monat“, sodass es den Eltern überlassen bleibt, die richtige Wahl für die ersten Beikostmonate zu treffen. Sie können im 7. Monat und danach auch Produkte verwenden, die mit „nach dem 4. Monat“ gekennzeichnet sind.

„ab dem 8. Monat“

Die Gläschen für diese Altersgruppe sind bereits etwas größer und beinhalten 220 g. Diese Breie sind schon etwas gröber, was die Mundmotorik fördert. Manche Kinder lieben die neue Textur, andere mögen noch länger nur ganz fein pürierte Breie.

„ab dem 12. Monat“

Ab dem 12. Monat sind spezielle Produkte nicht mehr notwendig, da Sie spätestens zu diesem Zeitpunkt bereits auf Familienkost umstellen können und Ihr Kind dadurch keine Spezialmahlzeiten mehr benötigt.

Durch die Familienkost lernt es die Grundnahrungsmittel der 7 Lebensmittelgruppen kennen und schätzen. Doch hier sind Vorbilder gefragt. Hilfestellung zum Umstieg auf Familienkost und zur Ernährung im Alter von eins bis sechs erhalten Sie in unserem Leitfaden *„Essen und Trinken im Kleinkindalter“* (☞ weiterführende Literatur).

„A“ wie Anfang

Gläschen der Firma Nestlé (Alete) weisen mit einem roten A freiwillig darauf hin, dass es sich um ein Anfangsprodukt mit nur wenigen Zutaten handelt. Auch das grüne A „für allergiebewusste Ernährung“ der Firma Hipp kennzeichnet einfacher zusammengesetzte Gläschenprodukte.

Beide sind Hilfestellungen, um die Fülle der Produkte auf ein vernünftiges Maß einzugrenzen.

„aus kontrolliertem Anbau“

Industrielle Säuglingsnahrung wird aus Zutaten erzeugt, deren Inhaltsstoffe und saubere Verarbeitung von unabhängigen Stellen genau kontrolliert werden. Alle Produkte müssen strengen Gesetzesvorschriften für Säuglingsnahrung entsprechen. Darüber hinaus sind viele Säuglingsprodukte mit dem Vermerk „aus kontrolliertem Anbau“ bzw. „aus kontrollierter Landwirtschaft“ gekennzeichnet. Das bedeutet, dass die einzelnen Firmen nur bei ihnen bekannten Vertragsbauern, deren Anbauweise von den Herstellern selbst (!!!) kontrolliert wird, kaufen.

Da es keine gesetzlichen Bestimmungen über diese Kontrollen gibt, ist der Zusatz „aus kontrolliertem Anbau“ oder „aus kontrollierter Landwirtschaft“ wenig aussagekräftig.

„aus biologischem Anbau“

Anders verhält es sich bei Produkten „aus biologischem Anbau“ bzw. „aus biologischer Landwirtschaft“.

Biologische Produkte werden gemäß der europäischen Öko-Verordnung erzeugt und unterliegen der Kontrolle von unabhängigen Prüfstellen.

Chemische Unkraut- und Schädlingsbekämpfungsmittel dürfen nicht eingesetzt werden. Es ist nur bestimmte Düngung und artgerechte Tierhaltung erlaubt. In der Regel gehören die biologischen Vertragsbauern auch eigenständigen BIO-Verbänden (z. B. Bioland, Demeter) an und werden von diesen zusätzlich kontrolliert.

Bestimmte exotische Obstsorten (z. B. Ananas, Guave oder Mango) sind in BIO-Qualität nur zu hohen Preisen oder nicht in den von der Industrie benötigten Mengen erhältlich.

Deshalb sind manche Produkte nur teilweise aus biologischen Zutaten (mindestens zu 75 %). Der restliche Teil stammt aus „kontrolliertem Anbau“ oder ist zugekaufte Ware, die den gesetzlichen Anforderungen für Säuglingsnahrung entspricht.

Wer „ganz BIO“ kaufen will, sollte auf die BIO-Qualität aller Lebensmittel-Zutaten (in der Zutatenliste mit Stern bzw. Fußnote angegeben) achten.

Als Gütesiegel gibt es das EU-BIO-Zeichen und in Deutschland, Österreich und der Schweiz das BIO-Kontrollzeichen, das staatliche BIO-Siegel bzw. die Schweizer BIO-Knospe (bei mindestens 95 % „BIO“).

In Österreich gilt die Herkunftsbestimmung: Sind mehr als 70 % der Zutaten aus Österreich, ist meist das rote Austria-BIO-Kontrollzeichen angebracht.

Links: AMA-Biozeichen (vorwiegend österr. Zutaten)
Rechts: EU-Biozeichen

In der Schweiz hingegen müssen 90 % der Zutaten aus der Schweiz stammen, um die BIO-Suisse-Knospe zu erlangen. Herstellereigene BIO-Zeichen, die auf dem Etikett der Gläschen prangen können, bezeichnen manchmal auch Produkte, die zu einem geringeren Anteil (nur zu etwa 75 % statt zu 95 %) aus BIO-Zutaten bestehen. Sie sind daher zwar plakativ, aber nicht so aussagekräftig.

„mit Eisen angereichert"

Eisen ist ein wichtiger Bestandteil der roten Blutkörperchen, die den Sauerstoff im Körper transportieren. Im Gegensatz zum Erwachsenen, der seine Blutmenge nur erhalten muss, ist der Eisenbedarf des Säuglings relativ hoch.

Babys wachsen sehr rasch. Im 1. Jahr verdreifachen Babys ihr Gewicht und müssen deshalb vermehrt Blut bilden. Gleichzeitig können aber noch nicht so große Mengen an Nahrung gegessen werden.
Säuglingsmilchnahrungen, Babybreie und -säfte sind deshalb in vielen Fällen mit ☞ Eisen angereichert. Vor allem bei ☞ vegetarisch ernährten Säuglingen sind „mit Eisen angereicherte" Produkte eine zusätzliche Eisenquelle.

„enthält Gluten"

Als Gluten bezeichnet man das Klebereiweiß bestimmter Getreidesorten. Normalerweise ist Gluten harmlos und wird wie anderes Eiweiß einfach verdaut. Bis zu 4 von 1000 Kindern haben aber die Veranlagung, Gluten nicht zu vertragen. Die Glutenunverträglichkeit bezeichnet man als ☞ Zöliakie. Diese Erkrankung ist erblich mitbedingt.
Bei unentdeckt fortschreitender Zöliakie wird ein Großteil des Darmes zerstört und die lebenswichtigen Bausteine aus der Nahrung können kaum mehr aufgenommen werden.
Die betroffenen Kinder sind stark unterversorgt und magern bei vollem Bauch ab. Bei Zöliakie muss glutenhaltiges Getreide lebenslang vermieden werden, um den Darm zu entlasten.
In den ersten 4 Lebensmonaten ist der Darm des Kindes sehr sensibel, sodass die Folgen „im Fall des Falles" sehr schwerwiegend, ja sogar lebensgefährlich sein können.

***Gluten** ist in Stärke, Getreideflocken, Grieß und Mehl aus Weizen, Roggen, Dinkel, Grünkern, Emmer, Gerste bzw. Hafer zu finden. Glutenhaltig sind dementsprechend auch Brot und Backwaren (Kekse, Kuchen, u. ä.).*

Beikost, die ☞ Gluten enthält und vor 6 Monaten angeboten wird, muss entsprechend gekennzeichnet sein, da im 5. und 6. Monat maximal kleine Mengen aufgenommen werden sollen. Dies gilt für Getreidebreie bzw. Gläschen mit Getreide.
Denn neuere Studien zeigen, dass kleine Mengen an Gluten sinnvoll sein könnten, wenn noch gestillt wird und frühes Abstillen geplant ist.
Auf Basis der derzeitigen Datenlage kann es Kinderärztinnen geben, die eine kleine Gabe von Gluten schon im 5. bzw. 6. Monat empfehlen. Besser wäre es, zum Stillen über das 6. Monat hinaus zu raten.
Derzeit untersucht eine groß angelegte Studie, ob generell früher als im 7. Monat kleine Mengen Gluten gegeben werden sollen. Diese bezieht sich auf nicht gestillte oder speziell teilgestillte Kinder, deren Mütter mit 6 Monaten abstillen wollen bzw. müssen.

Die Beikostpläne wurden dahingehend geändert, dass spätestens im 7. Monat kleine Mengen Gluten (Hafer) verabreicht werden. Auch das Forschungsinstitut für Kinderernährung in Dortmund empfiehlt schon bald kleine Mengen an eifreien Nudeln oder Brot.

Neuere Studien werfen viele Fragen auf, zeigen aber, dass bei der ersten Gabe von Gluten noch gestillt werden soll, da dann Zöliakie seltener auftritt.

***Glutenfrei** sind Reis, Mais oder Kartoffeln. Auch Hirse, Buchweizen, Maroni (Esskastanien) und die südamerikanischen Beilagen Quinoa („Perureis") und Amaranth („Inkaweizen") enthalten kein Gluten.*

Sollte das Kind nach dem Zeitpunkt der Einführung des glutenreichen Abendbreis (Hafer, Dinkel, Weizen) einen Blähbauch bekommen und gleichzeitig an Gewicht verlieren, ist der Verdacht auf Zöliakie bei der Kinderärztin anzusprechen.
Nähere Informationen erhalten Sie bei den Zöliakie-Organisationen im jeweiligen Land (☞ Adressverzeichnis).

„nur Lactose enthalten"

Lactose (Milchzucker) ist das Kohlenhydrat der Muttermilch schlechthin und schmeckt nur schwach süßlich. Babys können Milchzucker gut verwerten. „Nur Lactose enthalten" verweist darauf, dass keine anderen Zuckerarten (☞ Saccharose, Glucose, Fructose) enthalten sind.

„lactosefrei"

Sehr selten leiden Kinder an Milchzucker-Unverträglichkeit. Diese Kinder vertragen daher weder Muttermilch noch andere Süßmilchprodukte.

Sie müssen lactosefreie ☞ Spezialnahrungen oder ☞ Soja-Nahrungen bekommen.
Viele Milchprodukte müssen dann noch im Kleinkindalter aus dem Speiseplan gestrichen werden. Manchmal sind Sauermilchprodukte verträglich. Nähere Informationen zur milchfreien Ernährung erhalten Sie bei den diversen Selbsthilfegruppen (☞ Adressverzeichnis).

„stuhlauflockernd – stuhlfestigend – stuhlregulierend“

Diese Angaben auf den Gläschen basieren auf Erfahrungswerten und treffen nicht bei allen Kindern gleichermaßen zu. Es ist normal, dass mit Beikostbeginn der Stuhl fester wird. Manche Kinder neigen jedoch zu ☞ Verstopfung, da sowohl Karotten als auch Reis eher stuhlfestigend wirken.

Bananen, Heidelbeeren (Blaubeeren) und Breie mit Kakao bzw. Schokolade (welche ohnehin nicht empfohlen werden) wirken ebenfalls eher „stopfend“. Vermeiden Sie diese Lebensmittel, und versuchen Sie stattdessen verstärkt, stuhlauflockernde Lebensmittel (z. B. Äpfel, Birnen) in den Speiseplan einzubauen.
Manchmal ist auch der Zusatz „stuhlregulierend“ auf Gläschen vermerkt. Solche Gläschen enthalten meist Vollkorn oder verschiedene Gemüsesorten, die durch den Ballaststoffgehalt Einfluss nehmen.

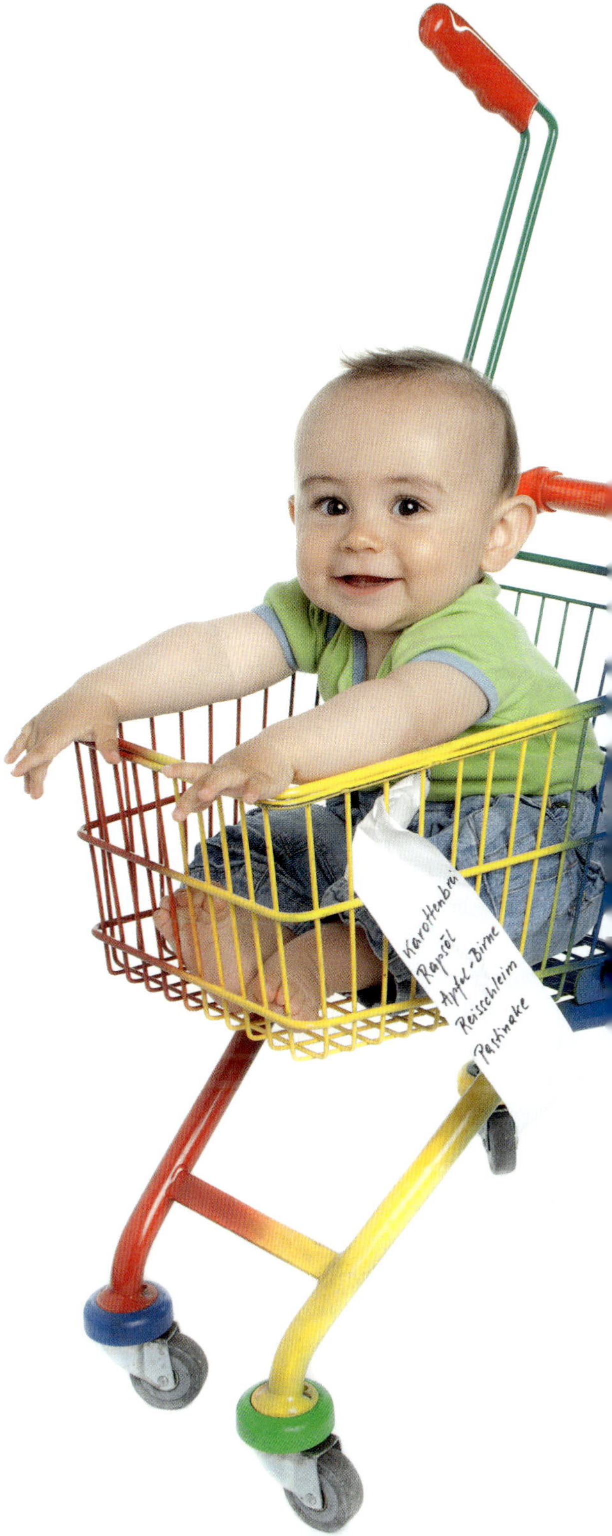

Vergessen Sie beim Geben von Beikost nicht, etwas zu trinken anzubieten. Halten Sie bei jeder Mahlzeit Wasser oder ungesüßten Kräuter- oder Früchtetee als ☞ Getränk bereit, sofern nicht dazu gestillt wird.

Wenn das Kind Getränke verweigert, kann kurzfristig die Breikost dünner zubereitet werden. Klären Sie die weitere Vorgangsweise bei ☞ Verstopfung oder ☞ Durchfall auf jeden Fall mit Ihrer Kinderärztin!

„ohne Salzzusatz“ – „niedriger Natriumgehalt“

Im 1. Lebensjahr sollte Säuglingsnahrung – egal ob Gläschen oder Selbstgekochtes – möglichst salzfrei sein. Kochsalz wird auf dem Etikett manchmal als Natriumchlorid (NaCl) angegeben. Das enthaltene Natrium belastet in größeren Mengen die Nieren Ihres Babys. In sehr geringen Mengen ist Natrium natürlicher Bestandteil von Gemüse und Getreide und daher selbst in Gläschen „ohne Salzzusatz“ enthalten. Bevorzugen Sie salzfreie Fleisch- und Gemüsegläschen und würzen Sie nicht nach, auch wenn die Beikost für Sie nicht schmackhaft ist!
Das (jodierte) Salz, das eventuell aus konzentrierter Fleischzubereitung in den Fleischbrei gelangt, ist normalerweise nicht notwendig. In der Regel

Salz wird oft zugesetzt, um die Breie dem Geschmack der Eltern anzupassen. Doch bedenken Sie, dass Säuglinge dreimal so geschmacksempfindlich wie Erwachsene sind und entsprechend intensiver wahrnehmen.

wird Jod durch ausreichend Milchnahrung und Muttermilch gedeckt, wenn die Mutter gut mit Jod versorgt ist (*„Essen und Trinken in der Stillzeit“* ☞ weiterführende Literatur).

„Zucker“ – „Maltose“ – „Honig“

Babys haben den Geschmack von „Süßem“ instinktiv gern. Ist doch vieles, was bitter, scharf oder stark salzig schmeckt, für Neugeborene ungeeignet. Die Natur hat es daher gut eingerichtet, dass Muttermilch selbst schwach süßlich ist. In Obst und Gemüse ist „natürlicher“ Zucker enthalten. Viele Eltern achten bereits kritisch darauf, Fertigbreie und Gläschenkost „ohne Zuckerzusatz“ einzukaufen. Doch es gibt viele Arten von Zucker, die in Säuglingsnahrungen zugesetzt sein können. Man erkennt Zuckerarten in der ☞ Zutatenliste an der „chemischen“ Endung „-ose“. Hier ein Überblick über die Zuckerarten:

Saccharose

Haushaltszucker ist ein isolierter Doppelzucker (bestehend aus Trauben- und

Fruchtzucker), der im Handel als Kristallzucker, Würfelzucker, brauner Zucker, Kandiszucker, Vollzucker oder Rohrzucker erhältlich ist. Haushaltszucker soll im 1. Lebensjahr gänzlich vermieden werden.

Glucose

Traubenzucker (Glucose, Glucosesirup) kommt von Natur aus in Früchten (z. B. Weintrauben) vor und ist daher in Obstbreien enthalten.

Produkte aus säuerlichen Obstsorten (z. B. aus Äpfeln) enthalten meist zugesetzte Fruchtsüße in Form von Fruchtsaft bzw. Fruchtsaftkonzentrat, um nicht zu sauer zu sein. Diese Breie schmecken manchmal nicht ganz so süß wie herkömmlich gesüßte Breie. In einigen Obstgläschen verstecken sich jedoch größere Mengen an Obstsaftkonzentrat, Reis und Wasser. Wählen Sie (auch aus unserem Beikostplan) nur Gläschen, die schwach süßlich sind. Getreidefertigbreien zugesetzter, „isolierter" Traubenzucker ist jedenfalls unnötig.

Fructose

Auch Fruchtzucker (Fructose) kommt in Obst vor. Fruchtzucker in Gläschen stammt zwar in der Regel aus natürlicher Quelle (z. B. aus Äpfeln oder Birnen), wirkt jedoch ebenfalls kariesfördernd. Auch Fruchtsirup oder -dicksaft ist reich an Fructose.

Will man Gläschen verwenden, lassen sich Birnendicksaft & Co. nur vermeiden, wenn Obstbrei pur gewählt wird. Beim Selberkochen ist dies leichter.

Maltodextrin ist ein Mehrfachzucker aus Stärke, der kaum süß schmeckt, jedoch ebenfalls kariesfördernd wirkt und daher mit Vorsicht zu genießen ist.

Maltose

Malzzucker (Maltose) ist schwach süßlich und entsteht aus der Stärke von gekeimtem und getrocknetem Getreide (Malz). Auch in **Maltodextrin** kann diese „Süße aus Getreide" bis zu 20 % enthalten sein. Viele 1er- oder 2er-Nahrungen enthalten Maltodextrin und sind deswegen leicht süßlich.

Honig

Honig wird in der Säuglingsernährung ebenso wenig empfohlen wie Zucker. **Honig besteht zu ca. 80 % aus Zucker** (Glucose plus Fructose) und zu 20 % aus Wasser. Honig ist **kein „Vitaminlieferant"**. Vitamine sind nur in Spuren vorhanden: Sie müssten etwa 30 kg Honig essen, um z. B. Ihren Tagesbedarf an Vitamin B_1 zu decken. Für die Zähne ist Honig sogar schädlicher als Zucker, weil er an ihnen besser haften bleibt.

Honig kann – sehr selten, aber doch – Botulismuskeime enthalten, die schwerste Vergiftungen bei Säuglingen auslösen. Er sollte im 1. Lebensjahr – wenn er überhaupt gegeben wird – erhitzt sein.

„ohne Kristallzucker" – „ohne Zuckerzusatz"

Diese Aufschriften täuschen manchmal darüber hinweg, dass Traubenzucker (Glucose), Malzzucker (Maltose) oder Sirup zugefügt wird.
Achten Sie genauer auf das Etikett! Jedes zusätzliche Würzen mit Zucker ist überflüssig und prägt das Kind auf starken Süßgeschmack!
Aufgrund gesüßter Säuglingsprodukte, nachgezuckerter Breie und zu früh gegebener Süßigkeiten haben viele Kinder kariesbefallene Milchzähne und neigen zu Übergewicht. Auch gezuckerte Getränke oder sogenannte „zuckerfreie" Tees können das Gebiss in Mitleidenschaft ziehen.

Leider kann man immer wieder beobachten, dass manche Mütter ihren Kindern schon im 1. Lebensjahr Eis, Schokoladenkekse, Lollis und Zuckerln (Bonbons) geben.
Dabei kommt es weniger auf einmalige Gaben (z. B. Geburtstagskuchen) als auf mehrmals wöchentlich begangene „Sünden" an. Hier wird des „Guten" zu viel getan – aber sicher nicht im Sinne der Gesundheit des Kindes!

Meiden Sie nach Möglichkeit im 1. Lebensjahr Limonaden, Kekse (Plätzchen), Biskotten (Löffelbiskuit), Milchschnitten & Co.
Achten Sie schon ab dem ersten Zahn auf die Zahnpflege!

Süßstoffe sind im Säuglingsalter nicht geeignet. Verwenden Sie lieber Obstmus zum Süßen!

Gewarnt sei vor der althergebrachten Methode, das Kind mit einem in Zucker oder Honig getunkten ☞ Schnuller zu beruhigen. Zucker-, Honig- oder Mohnschnuller („Mohnzuz") bzw. in alkoholische Getränke getunkte Schnuller sind folgenschwere Beruhigungsmittel! Kindern werden dadurch frühzeitig die Süchte der Erwachsenen anerzogen und Karies ist vorprogrammiert.

„zahnschonend"

Im Handel gibt es ☞ Babytees mit der Aufschrift „zahnschonend". Ihnen darf kein Kristallzucker zugesetzt sein, Spuren an Kohlenhydraten und Zuckerarten aus natürlicher Quelle (z. B. aus Pflanzenextrakten) dürfen hingegen enthalten sein. Selbst diese Tees und Säuglingsmilchnahrungen oder stark verdünnte ☞ Obstsäfte können zahnschädigend sein, wenn sie längere Zeit in der Mundhöhle bleiben.
Bieten Sie deshalb möglichst bald eine ☞ Lerntasse an, um zu verhindern, dass das Kind „dauernuckelt" oder mit der Flasche im Mund einschläft. Im 1. Lebensjahr sollten die Zähne zweimal täglich noch ohne Zahnpasta mit einer weichen Kinderzahnbürste gereinigt werden. Nähere Informationen dazu erhalten Sie bei Ihrer Zahnärztin.

Allergieprävention

Die wichtigsten Maßnahmen zur Verhinderung von Allergien (Allergieprävention) werden in den ersten 4 bis 6 Lebensmonaten gesetzt.
In diesem Zeitraum ist das Kind besonders anfällig, Allergien auf Lebensmittel zu entwickeln, speziell wenn es ein erhöhtes ☞ Allergierisiko hat. Denn die Darmschleimhaut ist noch relativ durchlässig für Allergene (Allergieauslöser).
Zum Thema Allergieprävention ist in den letzten Jahren einiges geforscht und eine Leitlinie herausgebracht worden. Nun klaffen allerdings Praxis bzw. individuelle Situation und gesicherte wissenschaftliche Erkenntnisse oft auseinander.
So ist gesichert, dass **4 Monate langes Vollstillen** (oder die Gabe von HA-Nahrung) **vor Allergien schützt**. Ob 6 Monate evtl. diesbezüglich einen noch besseren Effekt hätten, wird aufgrund unzureichender Datenlage in der Leitlinie nicht ausreichend dargestellt.
Abgesehen von der Allergieprävention in den ersten 4 Monaten bietet Vollstillen über 6 Monate auch viele andere Vorteile (bessere Bindung, seltenere Erkrankungen, weniger Krankenhausaufenthalte, etc.).

Ähnliches gilt für Beikostlebensmittel. Eine späte Einführung kann Allergien manchmal nicht verhindern, oft aber verzögern. Bei starker Reaktion kann es für Kinder eine Erleichterung sein, wenn vorsichtiger vorgegangen wird.

Im 1. Lebenshalbjahr soll möglichst ausschließlich gestillt werden. Jegliche Beikost (Tee, Säfte, Breie), vor allem solche mit häufig allergieauslösendem artfremden Eiweiß (Kuhmilch, Soja, Nüsse, Fisch, Hühnerei), soll möglichst gemieden werden.

Auch zeigen großangelegte Erhebungen, dass die Datenlage bei einzelnen (stark allergenen) Beikostlebensmitteln sehr dürftig ist.
So kann über ☞ Kuhmilch noch gar nicht viel ausgesagt werden und auch zu anderen Lebensmitteln wie Ei, Fisch, Nüssen und Soja muss noch mehr geforscht werden. Das derzeitige Wissen ist in die Beikostpläne eingearbeitet.

Informieren Sie das Krankenhauspersonal rechtzeitig über eine Allergiegefährdung Ihres Kindes, sodass bei eventueller Zufütterung nur ☞ HA-Nahrung verwendet wird.
Es kam vereinzelt vor, dass Firmen – trotz eines auf den Anforderungskärtchen angegebenen erhöhten Allergierisikos des Kindes – herkömmliche Folgenahrung statt HA-Nahrungen als Probe versandt haben. Achten Sie deshalb immer darauf, nur die (alters-)entsprechende Nahrung zu geben!

Die ersten Beikostmonate

1. Beikostmonat

Gemüse-Kartoffel-Fleisch-Brei

Als 1. Beikostmahlzeit wird zumeist die Mittagsmahlzeit gewählt. Bieten Sie in den ersten Tagen nur wenige Löffel Brei zwischen zweimaligem Stillen bzw. vor der Milchnahrung an, um die Löffelfütterung vertraut zu machen. Dann kann die Menge nach und nach erhöht werden, bis die 1. Milchmahlzeit durch einen Beikostbrei von ca. 190 g ergänzt ist.

Bei manchen Kindern dauert das nur etwa eine Woche, andere brauchen über einen Monat. Anfangs ist alles noch neu und unbekannt.

Gekochte, fein pürierte Frühkarotten sind zumeist die erste Beikostnahrung. Sie werden von manchen Herstellern auch in kleineren Gläschen zu je 125 g angeboten.

Manche Kinder reagieren auf den fremden Geschmack mit Erstaunen oder Skepsis, andere entwickeln beinahe Heißhunger. Lassen Sie Ihr Kind anfangs nicht zu viel auf einmal essen, sonst könnte der Brei schon beim ersten Aufstoßen wieder auf dem Lätzchen landen.

Alternativ zu Karotten können Sie Kürbis (oder Pastinake) verwenden. Alle drei Gemüsesorten lassen sich einfach (mit Gläschenprodukten) zum Gemüse-Kartoffel-Fleisch-Brei aufbauen. Sie liefern nicht sehr viel Energie. Schon als 2. Zutat können Sie deshalb 2 TL Rapsöl (pro 190 g) zum Mittagessen dazugeben. Nehmen Sie bei kleinerer Menge entsprechend weniger Öl.

Öle liefern nicht nur Energie für Ihr Kind, sie werden auch zur Aufnahme der fettlöslichen Vitamine benötigt und dienen als Bausubstanz im Körper. Omega-3-Fettsäuren aus dem Rapsöl spielen beispielsweise eine wichtige Rolle bei der Gehirnreifung.

Rapsöl ist ideal in der Zusammensetzung. In manchen Gläschen wird jedoch auch Maiskeim- oder Sonnenblumenöl zugesetzt. Bevorzugen Sie bei Selbstzugabe Rapsöl.

Das Rapsöl sollte laut Forschungsinstitut für Kinderernährung in Dortmund am besten nicht kaltgepresst sein. Warmgepresstes Öl ist jedoch nicht in BIO-Qualität erhältlich. So bleibt es Ihre Entscheidung, ob Sie warmgepresstes, gereinigtes oder kaltgepresstes BIO-Öl verwenden. Es sollte jedenfalls Rapsöl sein.

In den meisten Gemüsegläschen ist kein Öl enthalten. Geben Sie dieses nach dem Erwärmen des nicht ölhaltigen Mittagsgläschens dazu. Karottengläschen mit Öl finden Sie unter der Zutatenrubrik „Öl“ im Beikostplan. Bei den Gemüsegläschen der Firma Hipp ist etwas Rapsöl zugesetzt.

Nach circa 4 Tagen wird ein weiteres (Beilagen)lebensmittel dazugenommen. Meist sind dies Kartoffeln. Diese sind leicht verdaulich und enthalten etwas Vitamin C.

Nach einer weiteren halben Woche kommt Fleisch dazu, damit das Kind gut mit ☞ Eisen versorgt wird. Rind- und Kalbfleisch liefern dem Säugling leicht verwertbares Eisen. Sie können entweder zu einfach zusammengesetzten Fleischgläschen greifen oder den Gemüsebreien püriertes ☞ Fleisch in kleinen Mengen zusetzen. Auch Fleischzubereitungen (ca. 2 gestrichene EL pro 190 g) können verwendet werden, enthalten jedoch meistens Salz, Reis und Wasser. Da die ☞ Fleischmenge in den einzelnen Gläschen oft eher gering ist, sollte der Fleischbrei ca. 6-mal pro Woche auf dem Speiseplan stehen. Mit Karotten und Öl als erster, Kartoffeln als zweiter und Rindfleisch als dritter Zutat ist es leicht, rasch zu eisenreicher Beikost zu gelangen.

Bei manchen Kindern wirkt Karottenpüree ☞ stuhlfestigend, siehe ☞ Kapitel „Gibt es eine Alternative zu Karottenpüree?“ (Seite 136). Bieten Sie ergänzend Kartoffel oder Apfel an.

Wenn Sie aus bestimmten Gründen ganz auf Fleisch verzichten wollen, sollten Sie den vegetarischen Hirsebrei

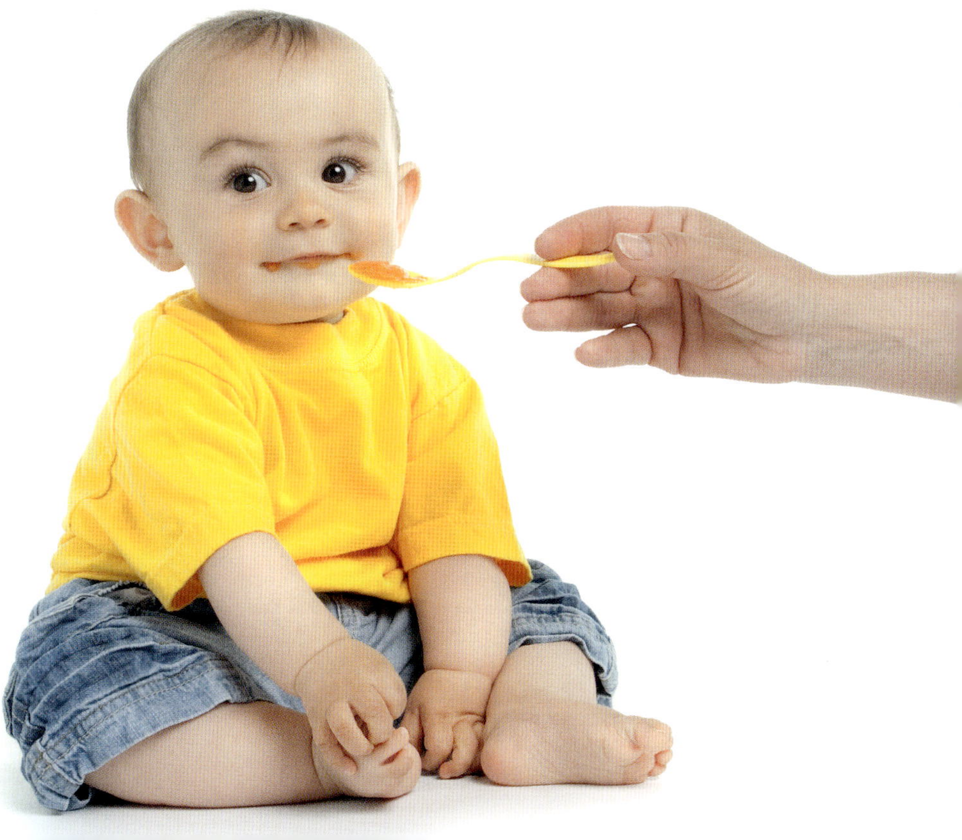

anbieten (☞ *„Rezepte und Tipps für Babys Beikost“*). Gehen Sie nach dem vegetarischen Beikostplan vor und lesen Sie das ☞ Kapitel *„Kann ich mein Kind ohne Fleisch ernähren?“* (Seite 144).

Zur besseren Aufnahme von Eisen aus dem Gemüseanteil des Fleischbreies werden je nach Menge 1 bis 3 TL Apfelsaft zugesetzt. Sie können dieselbe Menge mit Wasser stark verdünnt als Getränk zur Mittagsmahlzeit anbieten. Langsam wird die Menge an Beikost mehr und kann eine Flaschen- oder Brustmahlzeit ergänzen oder ersetzen. Stillen Sie weiter nach Bedarf.

Milchfreier Obst-Getreide-Brei

Als 2. Beikostmahlzeit kann man nachmittags eine einfache Obstmahlzeit anbieten, die das Kind mit zusätzlichem Vitamin C versorgt. Meist wird mit gekochtem Apfel- oder Birnenpüree (bzw. mit Karotte-Apfel) begonnen, welches sich in den Folgemonaten durch andere Früchte ergänzen lässt. Noch ist das Obst gekocht und fein püriert. Ergänzt wird der Obstbrei dann bald durch 1 bis 2 TL Haferbrei (Wasser und Haferschleim), der dafür sorgt, dass eine kleine Menge an ☞ Gluten in den Speiseplan gelangt. Das soll bewirken, dass das Kind eine Toleranz gegenüber dem Klebereiweiß entwickelt.

Maßeinheiten
1 TL entspricht in etwa 4 g oder 4 ml, 1 EL ca. 10 g oder 10 ml.

2. Beikostmonat

Der Gemüse-Beilagen-Fleischbrei wird im 2. Beikostmonat beibehalten. Neu dazugenommen werden einfache, andere Gemüsekomponenten (z. B. Kürbis, Mais oder Zucchini / Zuchetti).

Nach und nach werden auch weitere, einfache Fruchtbreie angeboten, die unter Zugabe von Getreideflocken zum gehaltvolleren Obst-Getreide-Brei werden. Nach ca. 2 Wochen sollen Sie Obstgläschen für weitere 2 Wochen die doppelte Glutenmenge, also ca. 3 TL Haferschleim, zusetzen. Stillen Sie weiter zur Prävention von Zöliakie.

Getreide-(Mutter)milch-Brei

Als 3. Beikostmahlzeit ergänzt (bzw. ersetzt) der Getreide-(Mutter)milch-Brei eine weitere Still- oder Flaschenmahlzeit (☞ Kästen!). Meist wird der energiereiche Getreidebrei abends angeboten, da viele Mütter hoffen, das Kind würde dann durchschlafen.
Manchmal geht diese Rechnung auf, meistens nützt es jedoch nichts. Denn Ihr Kind wächst im 1. Lebensjahr sehr schnell und muss seinen, im Verhältnis zum kleinen Körper, sehr hohen Ener-

Manche Kinder schlafen mit zu vollem Bauch sehr unruhig. Eventuell können Sie den Getreidebrei auch mit dem kalorienärmeren Gemüse-Fleisch-Brei von Mittag tauschen.

giebedarf so gut wie möglich – also auch nachts – decken. Keinesfalls sollten Sie das Baby abends mit Breiflaschen überfüttern, um die Nachtruhe wiederzugewinnen.

Es gibt eine ganze Reihe Getreidebreie für Babys im Handel, die kindgerecht aufbereitet sind und eine oder mehrere Getreidesorten enthalten können. Man kann die Getreidebreie nach ihrer Zubereitung in 3 Gruppen unterteilen:

• Die einen bestehen **ausschließlich aus Getreide,** das mit Vitaminen und Mineralstoffen angereichert ist. Diese Getreideflocken sind vielseitig einsetzbar und können auch zur Zubereitung von Obst-Getreide-Breien oder Getreide-Gemüse-Breien verwendet werden.

__Stillende__ Mütter, die auf Kuhmilcheiweiß verzichten und daher keine Fertignahrung geben wollen, bereiten den __Getreidebrei mit heißem Wasser und__, um einen besseren Geschmack zu geben, mit __etwas Obstmus__ zu. Dazu wird nach der Gabe dieses Getreide-Wasser-Breies noch in derselben Mahlzeit (etwa innerhalb einer halben Stunde) gestillt.
So kommt die Muttermilch im Darm Ihres Kindes mit dem Getreidebrei zusammen. Auch die Zubereitung mit abgepumpter Muttermilch ist möglich. Der Brei wird dann allerdings flüssiger, weil die Muttermilch Verdauungsenzyme enthält.

Nicht stillende Mütter bereiten den Brei am besten mit der gewohnten Säuglingsmilchnahrung zu.
Erhält Ihr Kind eine Spezialnahrung, z. B. Semi-Elementar-Nahrung, verwenden Sie diese auch für die Zubereitung des Getreidebreies.
Mittlerweile wird geraten, zur Zubereitung dieses Breies „kleine Mengen" (100-200 ml) pasteurisierter Vollmilch bzw. H-Milch (mit ca. 3,5 % Fettgehalt) zu verwenden. Wissenschaftler sind geteilter Meinung, ob dies geeignet ist. Bei gestillten Kindern lässt es sich vermeiden. Lesen Sie mehr zum Einsatz von Kuhmilch im Kapitel *„Ab wann darf ich Kuhmilch verwenden?"* nach (☞ Seite 142)!

• Die anderen Getreidebreie enthalten bereits Milchpulver und werden deshalb **Milchbreie** genannt. Sie sind nur mehr mit Wasser anzurühren und somit wenig arbeitsaufwändig.
Das enthaltene Milchpulver ist im Eiweißanteil normalerweise nicht der Muttermilch angeglichen. Es entspricht einer ☞ 2er-Nahrung. Mittlerweile gibt es auch Milchbreie auf der Basis von ☞ HA-Nahrung.
Allen gemeinsam ist, dass sie meist gesüßt sind und oft unnötige Zutaten (Vanille, Schokolade etc.) enthalten, weshalb ich die Zubereitung von Milchfertigbreien nicht empfehle!

• Als dritte Möglichkeit gibt es bereits **fertig zubereitete Getreide-Milch-Breie** im Gläschen. Oft haben sie so wohlkingende Namen wie *„Guten Abend-/Gute Nacht-Brei"*.
Sie enthalten üblicherweise Milchbestandteile oder Folgemilch und häufig Zucker, weshalb sie nicht die erste Wahl beim Einkauf sein sollten!

Verwenden Sie zumindest bis Ende des 10. Monats ausschließlich „Baby"-Getreidebreie, da diese auf Schadstoffe kontrolliert sind. Außerdem sind sie aufgeschlossen, sodass sie leicht verdaut werden können. Meist wird – abgesehen von den kleinen Mengen an eisenreichem, glutenhältigen Haferschleim – mit Reisschleim begonnen. Später kommen Dinkelflocken und Weizengrieß dazu (☞ Beikostpläne, Seite 115 bis 130). Ab dem 10. Monat darf es bereits Getreide vom Familientisch sein, wie z. B. Grieß oder Brot. Aber es dürfen noch keine ungekochten herkömmlichen Getreideflocken (z. B. rohes Müsli) angeboten werden.

3. Beikostmonat

Der mittägliche Gemüse-Fleisch-Brei wird im 3. Beikostmonat zum einfachen Fleisch-Gemüseallerlei. Geflügel, als neue Fleischsorte, und weitere Gemüsearten kommen dazu.

Welche Gemüsesorten außerhalb unserer Beikostpläne noch möglich wären, können Sie auch im ABC der Zutaten in *„Rezepte und Tipps für Babys Beikost"* (☞ weiterführende Literatur) nachlesen.

Juniorkost

Gegen Ende des 8. Lebensmonats wächst Ihr Kind ins Alter der „Juniorkost" hinein. Breie müssen nun für die meisten Kinder nicht mehr „trinkfein" püriert sein. Die Füllmenge der Gläschen steigt auf 220 g.
Die Auswahl an einfach zusammengesetzten Junior-Gläschen ist sehr gering, weshalb Mütter von allergiegefährdeten Kindern oft weiterhin Gläschen „nach dem 4. Monat" verwenden. Sie mischen diese mit zerdrückten Kartoffeln oder zerkleinerten, weich gekochten (eventuell eifreien) Nudeln bzw. mit Reis. Nach Möglichkeit sollen die Lebensmittel von biologischer Qualität sein.
Hat Ihr Kind schon Zähne, so wird es die etwas gröberen Breie bevorzugen. Jedoch sind die Vorlieben von Kind zu Kind verschieden und manche Kinder genießen noch sehr gerne weiterhin fein pürierte Breie.

Fingerfood

Für manche Kinder ist es angenehmer, im 7. bis 8. Lebensmonat direkt von Muttermilch auf Fingerfood umzusteigen. Ihnen liegt es näher, gleich die Erwachsenen nachzuahmen.
Zur Kauunterstützung können Sie älteren Babys und solchen, die danach verlangen, Fingerfood anbieten. (Gekochte) Karottenstücke, gekochte Kartoffeln, Birnenstücke bzw. geschälte

Apfelspalten, später auch Bananenstücke und Nudeln essen Babys gerne. Auch salzfreie Baby Reiswaffeln (der Reis dazu stammt aus Italien und ist daher nicht aus arsenbelastetem, asiatischem Anbau), „Maisstangen" oder (schwach gesalzene) Hirsebällchen sind beliebt.

Die letzten beiden werden so weich, dass das Kind sich daran nicht verschlucken kann. Kritischer wird es, wenn Ihr Baby schon Zähne hat und größere Stückchen abbeißt. Beaufsichtigen Sie Ihr Kind immer, wenn es Fingerfood bekommt, es könnte sich verschlucken. In leichteren Fällen hilft starkes Klopfen auf den Rücken, in schwereren muss der Heimlich-Handgriff angewandt werden. Informieren Sie sich über Erste-Hilfe-Maßnahmen!

Wenn Sie Ihr Kind im 1. Lebensjahr kuhmilchfrei ernähren, achten Sie bitte auch bei Brot auf milchfreie Sorten. Außerdem sollten sich auf dem Brot keine ganzen Getreidekörner, ☞ Nüsse oder Samen befinden, damit sich das Kind daran nicht verschlucken kann! Das Brot sollte kein Soja enthalten.

Sobald das Kind erste Backenzähne hat und aufrecht sitzen kann, kann unter Aufsicht auch schon ein Stück Weizen- oder Dinkelbrot zum Knabbern und Lutschen angeboten werden. Die Brotgetreide sollten in Ihrem persönlichen Beikostplan vorgesehen sein.

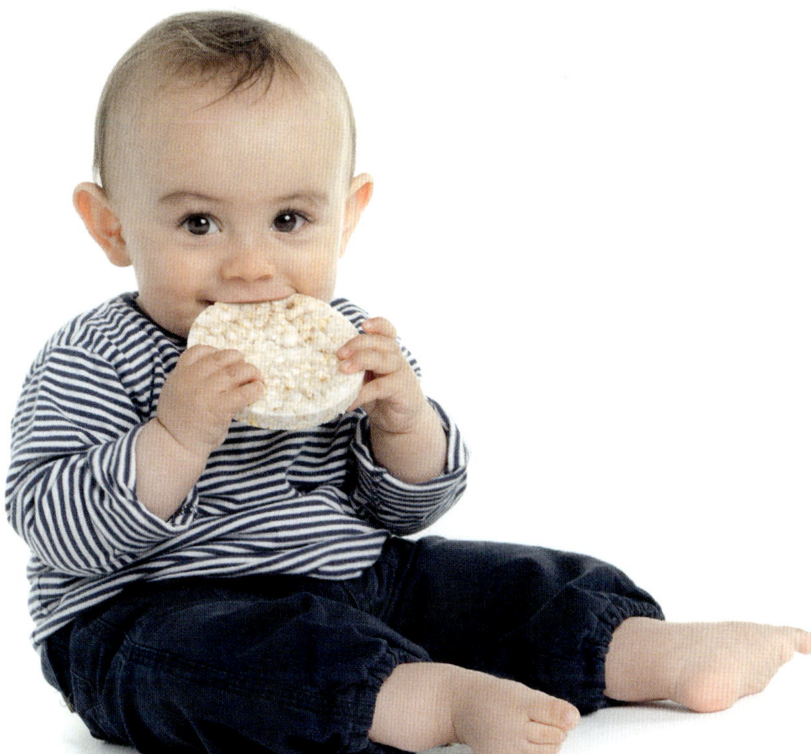

Rohkost vormittags

Als 4. Beikostmahlzeit wird im 3. oder am Anfang des 4. Beikostmonats vormittags „Rohkost" serviert. Frischobst und rohes Gemüse bereichern nun den Speiseplan.
Probieren Sie eventuell sehr fein geriebene Karotten, geschabte Äpfel oder Banane. Letztere ist sehr beliebt, kann aber bis zu 23 % Zucker enthalten. Daher empfiehlt es sich, nur die Hälfte des Breies mit Banane zuzubereiten und diesen mit anderen, weniger süßen Früchten zu mischen.

Je nach Saison und persönlichen Vorlieben des Kindes werden nach und nach andere frische Obstsorten getestet, beispielsweise kernlose Melonen oder Trauben und Beeren.
Manche Kinder schätzen das rohe Obst auch als ☞ Fingerfood oder später gerieben als „Aufstrich" aufs Brot.

Jedes Frischobst muss gut gewaschen bzw. geschält sein. Entfernen Sie alle Kerne sorgfältig, damit sich Ihr Kind daran nicht verschluckt. Schneiden Sie auch Stielansätze bzw. das untere Ende von Bananen (ca. 1 cm) weg.
Auf Steinobst (z. B. rohe Kirschen, Zwetschken / Pflaumen), Kiwis und Zitrusfrüchte (Mandarinen) reagieren Kinder im 1. Lebensjahr vereinzelt mit ☞ Wundsein oder ☞ Blähungen.

4. bis 6. Beikostmonat

Umstieg zur Familienkost

Je nach Altersstufe des Kindes wird die Nahrung der „Großen" nun immer interessanter, und das Kind kann beginnen, am Familientisch mitzuessen.

Der Übergang zur ☞ Familienkost erfolgt schrittweise. Am besten zweigen Sie von den Zutaten, die Ihr Kind bereits kennengelernt hat (von Kartoffeln, Nudeln, Gemüsebeilagen oder von gar gekochtem, magerem Fleisch), einen Teil ab.
Anfangs können einzelne ungewürzte Zutaten vom Familientisch kindgerecht zerkleinert (püriert, faschiert, gehackt, aufgeweicht etc.) und mit den bisher schon bekannten Breien gemischt werden.
Nach und nach werden weitere einfache Speisen vom Familientisch angeboten. Beachten Sie, Ihrem Kind zuliebe, dass die Nahrung nicht zu heiß serviert wird. Ersetzen Sie Salz durch frische Kräuter und meiden Sie auf jeden Fall scharfe Gewürze.

Wenn Sie es wünschen und in diesem Alter das Risiko einer Allergie auf diese Zutaten in Kauf nehmen möchten, können Sie ein Ei (pro Woche oder einmal wöchentlich 40 g grätenfreien Fisch pro Mittagsmahlzeit anbieten (☞ Beikostpläne, Seite 118 bis 135).
Bieten Sie am Ende des 1. Lebensjahres noch mindestens 2 bis 3 Mahlzeiten mit Muttermilch oder Säuglingsmilchnahrung an (☞ Seite 142).

Beikostpläne

Zum besseren Verständnis, wie ein stufenweiser Beikostplan aufgebaut sein kann, sind in dieser Auflage 3 Beikostpläne enthalten.

Plan 1 ist ein Plan, der für 6 Monate lang vollgestillte Kinder ideal ist und im 7. Monat mit der Beikost beginnt. Er kann auch für flaschengefütterte Kinder mit späten ☞ Beikostreifezeichen verwendet werden. Im 7. und 8. Lebensmonat werden dabei 3 Beikostmahlzeiten eingeführt, die durch Stillen nach Bedarf ergänzt werden.

Plan 2 ist geeignet für Kinder, die etwas früher, also bereits im 5. oder im 6. Monat ☞ Beikostreifezeichen zeigen. Es wird hier etwas langsamer vorgegangen und pro Monat nur eine Mahlzeit dazugenommen.

Plan 3 bietet eine vegetarische Variante für 6 Monate lang vollgestillte Kinder oder flaschengefütterte Babys mit späten Beikostreifezeichen.

Alle Pläne, insbesondere Plan 1 und 3, sind auch für allergiegefährdete Kinder geeignet.
Es kann bei Bedarf langsamer vorgegangen werden und statt eines Zutaten-Abstandes von 4 Tagen etwa eine Frist von einer Woche gewählt werden. Nach neueren Erkenntnissen ist dies jedoch nicht notwendig, außer bei Unverträglichkeiten, die sich in Form von starker Verstopfung äußern.

Allergische Reaktionen treten frühestens nach der 2. Gabe einer Zutat auf und können sofort oder bis zu 72 Stunden verzögert Reaktionen hervorrufen.
Daher ist ein Mindestabstand von 4 Tagen auch bei nicht allergiegefährdeten Kindern sinnvoll.
Kapitel ☞ Allergieprävention!

Derzeit wird wissenschaftlich viel diskutiert, ob es für einzelne Lebensmittel sogenannte „Zeitfenster“ gibt, in denen eine Aufnahme in die Beikost optimal wäre. Die Beikostforschung ist jedoch noch nicht in der Lage, für alle Lebensmittel stichhaltig Auskunft geben zu können.
Die Studien zum Thema Allergien gehen auch nicht mit jenen zu Stillen und anderen Erkrankungen konform.

Ähnliche Unsicherheit besteht bezüglich des Vermeidens bestimmter Lebensmittel. So glaubte man noch bis vor Kurzem, Fisch habe im 1. Lebensjahr nichts verloren.
Aber spezielle Inhaltsstoffe, möglicherweise die „Fischöle“, die auch in der Muttermilch vorkommen, dürften unter bestimmten Bedingungen einen Schutz vor Allergien bewirken.

Fisch selber gilt aber weiterhin als potenter Allergieauslöser. Daher hat die Österreichische Beikostrichtlinie empfohlen, erst frühestens im 7. Lebensmonat Fisch anzubieten.

Manche Allergieauslöser werden offensichtlich von einigen Kinderärzten wieder für das 1. Lebensjahr zugelassen, obwohl das bedeutet, dass Ihr Kind darauf reagieren könnte. Seien Sie sich dessen bewusst, dass Kuhmilch, Eier, Zitrusfrüchte, Fisch, Nüsse und Soja häufig Allergien auslösen! Unsere Beikostpläne meiden daher in den ersten Monaten gezielt diese Lebensmittel.
Eine Toleranzentwicklung gegenüber diesen potenten Allergieauslösern ist beim gestillten Kind evtl. auch über die Muttermilch möglich. Abgesehen davon, sind die meisten dieser Nahrungsmittel sehr eiweißreich. Im Zuge der Übergewichtsprophylaxe soll Eiweiß möglichst reduziert werden.
Die Beikostpläne dieser Auflage unterscheiden sich von bisherigen Auflagen durch die Mahlzeitenabfolge. Außerdem führen wir die dazu passende Auswahl an Gläschen und Getreidebreien in einem extra Werk an.

Bitte halten Sie sich vor Augen, dass diese Beikostpläne keine festen Vorgaben bzw. keine starren Empfehlungen sind. Ihr Kind hat eigene Vorlieben, sodass sein persönlicher Stufenplan eventuell schon bald von unseren Plänen abweicht. Die Pläne sind nicht nach Saison geordnet. Zutaten wie ☞ Karotten können jedoch problemlos ersetzt werden und trotzdem kann ein stufenweiser Aufbau erfolgen.

Diese aktuelle *„Gläschen-Übersicht“* (☞ weiterführende Literatur) entspricht dem Angebot bei Erstellung des Buches, erhebt keinen Anspruch auf Vollständigkeit und soll keine Wertung darstellen.

Sie reicht etwa bis zum 10./11. Monat, bietet dann aber solch eine Fülle an Produkten, dass Sie daraus noch ein weiteres Monat abdecken könnten.
Ab dem 11. Monat können Sie auch leicht mit den Rezepten des Buches *„Rezepte und Tipps für Babys Beikost“* (☞ weiterführende Literatur) zur Familienkost (ca. 10. bis 14. Monat) umsteigen.
Wollen Sie die Mahlzeiten für die ganze Familie mit dem Dampfgarer zubereiten, dann hilft Ihnen unser Rezeptbuch *„Dampfgaren – vom Babybrei zur Familienkost“* (☞ weiterführende Literatur) sicherlich gut weiter.

Hinweise und Abkürzungen zum Beikostplan

B: Hier sind die Beikostmonate zur besseren Übersicht aufgelistet.

LM: In diesem Lebensmonat wird das neue Lebensmittel dazugenommen.

Tag: Am entsprechenden Beikosttag können Sie mit einer neuen Zutat beginnen. Es sind jeweils 4 Tage Abstand zum vorherigen Lebensmittel gewählt. Sie müssen allerdings nicht exakt danach vorgehen.

Notiz: Tragen Sie hier – vor allem bei allergiegefährdeten Kindern – das Beginndatum oder abweichende Abfolgen der Zutaten ein. Markieren Sie diese mit einer Farbe, sollte Ihr Kind die Zutat nicht vertragen haben.

Muttermilch bzw. Säuglingsmilchnahrung: Die blauen Feldern bedeuten, dass weiterhin Milchnahrung gegeben oder gestillt wird. Auch nachts, zu und zwischen den Mahlzeiten kann nach Bedarf gestillt werden.

Zutat: Diese Zutat wird in den Speiseplan **neu** dazugenommen. Sie und (gemischte) Produkte daraus sollen zumindest in den betreffenden 4 Tagen im Speiseplan enthalten sein.

Abkürzungen bei den Zutaten:

(GB) bedeutet Getreidebreie, die mit Wasser oder Säuglingsmilchnahrung zubereitet werden können (☞ Seite 110). Sie können damit auch Obstbreie mit kleinen Mengen Gluten anreichern oder selbstgekochte Breie andicken.

(ZU) sind Zugaben, die Gemüsebreie ergänzen können, wie z. B. Rapsöl, Haferschleim (später auch als Getreidebrei) oder Fleischzubereitungen.
Die im Beikostplan enthaltenen Säfte sollen nur als Zugaben (z. B. bei selbstzubereiteten Breien) dienen.
Verwenden Sie statt reinen Obstsaftes zur Zubereitung des Breies verdünnte Säfte (Schorlen), muss die doppelte Menge (3 bis 4 EL) genommen werden, um auf denselben Vitamingehalt zu kommen. **In vegetarischen Breien braucht man die doppelte Saftmenge!** Wenn Ihr Kind weder Wasser noch ungesüßten Tee akzeptiert, können evtl. stattdessen 3 TL Saft pro Tag in das Getränk (Wasser, Tee) gegeben werden, das zu Mittag angeboten wird. Grundsätzlich gilt es, so wenig Saft wie möglich als Getränk zu verwenden.

Hinweise zu den Mahlzeiten

Generell kann der Mittagsbrei, der nach der Aufbauphase aus Gemüse, Beilage, Fleisch, Öl und Saft besteht, auch abends im Tausch mit dem Getreide-„Milch"-Brei gegeben werden. Auch vormittags und nachmittags sind die Breie austauschbar.
Verwenden Sie bei **(w. o.) – „wie oberhalb"** nur die Zutaten, die ich insgesamt oberhalb aufgelistet habe! Ein Mischen (oder später Abwechseln) mit anderen Breien ist möglich, wenn sie die neue Zutat enthalten.

Zum Getreidebrei: Wenn Sie dazustillen, können Sie Brei aus reinen Getreideflocken und Wasser oder Reismilch (mit bereits bekanntem Obst – für den Geschmack) zubereiten. Wird mit Säuglingsmilchnahrung zubereitet (oder Fertigmilchbrei verwendet), ist die Obstgabe nicht notwendig.
Zum Frischobstbrei: Bevor der (rohe) Frischobstbrei eingeführt wird, sollte alles gedämpft oder aus dem Gläschen angeboten werden. Ab Beginn der Gabe des Frischobstbreies können alle Zutaten roh **geschabt, gerieben oder zerdrückt** angeboten werden.

BEISPIEL 1: Gestillt (ab 7. Monat) – Teil 1 von 3

B	LM	Tag	Notiz	Zutat	Frühstück
1. Beikostmonat	7.	1.		Karotte	Muttermilch (MM) Säuglingsmilch (S
		5.		Raps-/Maiskeim-/ Sonnenblumenöl (ZU)	
		9.		Kartoffel	
		13.		Rind- oder Kalbfleisch	
		17.		Apfel(saft) (ZU)	
		21.		Hafer (ZU)	
		25.		Reis	
		29.		Kürbis	
2. Beikostmonat	8.	33.		Birne	
		37.		Mais (oder Polenta)	
		41.		Zucchini (Zucchetti)	
		45.		Pfirsich	
		49.		Huhn	
		53.		Dinkel (ZU)	
		57.		Karfiol (Blumenkohl)	
		61.		Marille (Aprikose)	
3. Beikostmonat	9.	65.		Banane	
		69.		Erbse	
		73.		Pastinake	
		77.		Pute oder Truthahn	
		81.		Weizen	

wischenmahlzeit	Mittagessen	Zwischenmahlzeit	Abendessen
Auttermilch bzw. Säuglingsmilch	Gemüsebrei **Karotte**	Muttermilch bzw. Säuglingsmilch	Muttermilch bzw. Säuglingsmilch
	Gemüsebrei mit **Öl**		
	Gemüse-**Kartoffel**brei mit Öl		
	Gemüse-Beilagen-Brei mit **Rindfleisch**		
	Gemüse-Fleischbrei mit **Apfel**saft		
	(w. o.)	Apfelbrei mit **Hafer**	
	(w. o.)	Apfelbrei mit **Reis** und Hafer	
	Mittagsbrei mit **Kürbis**	(w. o.)	
	(w. o.)	Apfel-**Birne**-Hafer	
	Mittagsbrei mit **Mais**	(w. o.)	Reisbrei (mit Birnenpüree)
	Mittagsbrei mit **Zucchini**	(w. o.)	(w. o.)
	(w. o.)	**Pfirsich**brei mit Hafer	(w. o.)
	Mittagsbrei mit **Huhn**	(w. o.)	Haferbrei (mit Obst)
	(w. o.)	Obstbrei mit **Dinkel**	(w. o.)
	Mittagsbrei mit **Karfiol**	(w. o.)	Dinkelbrei (mit Obst)
	(w. o.)	**Marillen**-Obstbrei	(w. o.)
ischobstbrei oder ngerfood **Banane**	(w. o.)	(w. o.)	(w. o.)
Frischobst Apfel	Mittagsbrei mit **Erbsen**	(w. o.)	(w. o.)
Frischobst Birne	Mittagsbrei mit **Pastinake**	(w. o.)	(w. o.)
(w. o.)	Mittagsbrei mit **Pute**	(w. o.)	(w. o.)
(w. o.)	(w. o.)	(w. o.)	**Weizen**grießbrei (mit Obst)

Die WHO empfiehlt 6 Monate voll zu stillen und ab dem 7. Monat beikostergänzt zu stillen.
Stillen Sie auch zu den Beikostmahlzeiten! Schon im 7. Monat sollen kleine Mengen Gluten (Hafer) gegeben werden.

BEISPIEL 1: Gestillt (ab 7. Monat) – Teil 2 von 3

B	LM	Tag	Notiz	Zutat	Frühstück
3. BM	9.	85.		Heidel-/Blaubeere	MM bzw. SM
		89.		Fenchel	
4. Beikostmonat	10.	93.		Brokkoli/Butter	Getreidebrei
		97.		Roggen	**Roggen**mischbr[illegible] und Muttermilc[illegible] bzw. Säuglingsmi[illegible]
		101.		Kräuter	(w. o.)
		105.		Tomate	(w. o.)
		109.		Weintraube	(w. o.)
		113.		Schinken	(w. o.)
		117.		Lamm	(w. o.)
		121.		Spinat	(w. o.)
Umstieg auf Familienkost					
5. Beikostmonat	11.	125.		Hirse	(w. o.)
		129.		Lauch (Porree)/Zwiebel	(w. o.)
		133.		Kohlrabi	(w. o.)
		137.		Kirsche	(w. o.)
		141.		Gerste	(w. o.)
		149.		Zwetschke (Pflaume)	(w. o.)
6. Beikostmonat	12.	153.		Ei	(w. o.)
		157.		Gurke	(w. o.)
		161.		Mandarine	(w. o.)
		165.		Maroni (Esskastanie)	(w. o.)

ischenmahlzeit	Mittagessen	Zwischenmahlzeit	Abendessen
rischobst(brei)	Mittagsbrei	**Heidelbeeren**-Obstbrei	Getreidebrei
(w. o.)	Mittagsbrei mit **Fenchel**	(w. o.)	(w. o.)
(w. o.)	Mittagsbrei mit **Brokkoli**	(w. o.)	Weizenbrot mit **Butter**
(w. o. – erses Frischobst abwechselnd)	(w. o.)	(w. o.)	(w. o.)
(w. o.)	Mittagsbrei mit **Kräutern**	(w. o.)	(w. o.)
(w. o.)	Mittagsbrei mit **Tomaten**	(w. o.)	(w. o.)
(w. o.)	Mittagsbrei mit **Traubensaft**	(w. o.)	(w. o.)
(w. o.)	Mittagsbrei mit **Schinken**	(w. o.)	(w. o.)
(w. o.)	Mittagsbrei mit **Lamm**	(w. o.)	(w. o.)
	Mittagsbrei mit **Spinat**	(w. o.)	(w. o.)
(w. o.)	(w. o.)	(w. o.)	**Hirse**brei (mit Obst)
(w. o.)	Mittagsmenü mit **Lauch** oder **Zwiebel**	(w. o.)	(w. o.)
(w. o.)	Mittagsmenü mit **Kohlrabi**	(w. o.)	(w. o.)
(w. o.)	(w. o.)	**Kirschen**-Obstbrei	(w. o.)
(w. o.)	(w. o.)	(w. o.)	**Gersten**flockenbrei (mit Obst)
(w. o.)	(w. o.)	**Zwetschken**-Obstbrei	(w. o.)
(w. o.)	Mittagsmenü mit hartem **Ei**	(w. o.)	(w. o.)
urke (gerieben)	(w. o.)	(w. o.)	(w. o.)
Mandarine	(w. o.)	(w. o.)	(w. o.)
(w. o.)	(w. o.)	**Maroni**	(w. o.)

Vom 7. bis 9. Monat sollen noch mind. 3 Still- bzw. Flaschenmahlzeiten gegeben werden um das Kind ausreichend mit Nährstoffen zu versorgen. Bis zum Ende des 12. Monats sollen es dann – inkl. nachts – noch mind. 2 Mahlzeiten sein.

BEISPIEL 1: Gestillt (ab 7. Monat) – Teil 3 von 3

B	LM	Tag	Notiz	Zutat	Frühstück
6. Beikostmonat	12.	169.		Fisch	Brot od. Getreide
		173.		Schwarzwurzel	(w. o.)
		177.		Paprika	(w. o.)

ischenmahlzeit	Mittagessen	Zwischenmahlzeit	Abendessen
ischobst(brei)	Mittagsmenü mit **Fisch**	Obst-Getreide-Brei	Brot oder Getreidebrei
(w. o.)	Mittagsmenü mit **Schwarzwurzel**	(w. o.)	(w. o.)
(w. o.)	Mittagsmenü mit **Paprika**	(w. o.)	(w. o.)

Vom 7. bis 9. Monat sollen noch mind. 3 Still- bzw. Flaschenmahlzeiten gegeben werden um das Kind ausreichend mit Nährstoffen zu versorgen. Bis zum Ende des 12. Monats sollen es dann – inkl. nachts – noch mind. 2 Mahlzeiten sein.

BEISPIEL 2: Frühe ☞ Beikostreifezeichen (ab 5. oder 6. Monat) – Teil 1 von 3

B	LM	Tag	Notiz	Zutat	Frühstück
1. Beikostmonat	5./6.	1.		Karotte	Muttermilch (MM Säuglingsmilch (
		5.		Raps-/Maiskeim-/ Sonnenblumenöl (ZU)	
		9.		Kartoffel	
		13.		Rind- oder Kalbfleisch	
		17.		Apfel(saft) (ZU)	
		21.		Reis (GB)	
		25.		Kürbis	
		29.		Birne	
2. Beikostmonat	6./7.	33.		Mais	
		37.		Zucchini (Zucchetti)	
		41.		Hafer (ZU)	
		45.		Pfirsich	
		49.		Huhn	
		53.		Dinkel (GB)	
		57.		Karfiol (Blumenkohl)	
		61.		Marille (Aprikose)	
3. Beikostmonat	7./8.	65.		Banane	
		69.		Erbse	
		73.		Pastinake	
		77.		Pute oder Truthahn	
		81.		Weizen (GB)	

ischenmahlzeit	Mittagessen	Zwischenmahlzeit	Abendessen
ttermilch (MM) . Säuglingsmilch	Gemüsebrei **Karotte**	Muttermilch bzw. Säuglingsmilch	Muttermilch bzw. Säuglingsmilch
	Gemüsebrei mit **Öl**		
	Gemüse-**Kartoffel**brei mit Öl		
	Gemüse-Beilagen-Brei mit **Rindfleisch**		
	Gemüse-Beilagen-Brei mit **Apfel**saft		
	(w. o.)	Apfelbrei mit **Reis**	
	Mittags mit **Kürbis**	(w. o.)	
	Mittagsbrei wie oben	Apfel-**Birne**	
	Mittagsbrei mit **Mais**	(w. o.)	
	Mittagsbrei mit **Zucchini**	(w. o.)	
	(w. o.)	Apfelbrei mit **Hafer**	
	(w. o.)	**Pfirsich**brei mit Hafer	
	Mittagsbrei mit **Huhn**	(w. o.)	
	(w. o.)	Obstbrei mit **Dinkel**	Reisbrei (mit Birnenpüree)
	Mittagsbrei mit **Karfiol**	(w. o.)	Haferbrei (mit Obst)
	(w. o.)	**Marillen**-Obstbrei	(w. o.)
	(w. o.)	**Banane** (Glas)-Obstbrei	(w. o.)
	Mittagsbrei mit **Erbsen**	(w. o.)	Dinkelbrei (mit Obst)
	Mittagsbrei mit **Pastinake**	(w. o.)	(w. o.)
	Mittagsbrei mit **Pute**	(w. o.)	(w. o.)
	(w. o.)	(w. o.)	**Weizen**grießbrei (mit Obst)

Wenn Sie planen, vor oder mit dem 7. Monat abzustillen, kann die Kinderärztin zur Gabe von kleinen Mengen Gluten (z. B. in Form von Hafer) schon vor dem 7. Monat raten, denn man soll nach Glutengabe noch 2 Monate stillen.

BEISPIEL 2: Frühe ☞ Beikostreifezeichen (ab 5. oder 6. Monat) – Teil 2 von 3

B	LM	Tag	Notiz	Zutat	Frühstück
3. BM	7./8.	85.		Heidel-/Blaubeere	MM bzw. SM
		89.		Fenchel	
4. Beikostmonat	8./9.	93.		Brokkoli/Butter	
		97.		Roggen	
		101.		Kräuter	
		105.		Tomate	
		109.		Weintraube	
		113.		Schinken	
		117.		Lamm	
		121.		Spinat	Getreidebre
Umstieg auf Familienkost					
5. Beikostmonat	9./10.	125.		Hirse	(w. o.)
		129.		Lauch (Porree)/Zwiebel	**Roggen**mischb und Butter
		133.		Kohlrabi	(w. o.)
		137.		Kirsche	(w. o.)
		141.		Gerste (GB)	(w. o.)
		145.		Zwetschke (Pflaume)	(w. o.)
		149.		Mandarine	(w. o.)

ischenmahlzeit	Mittagessen	Zwischenmahlzeit	Abendessen
MM bzw. SM	(w. o.)	**Heidelbeeren**-Obstbrei	(w. o.)
	Mittagsbrei mit **Fenchel**	(w. o.)	(w. o.)
:hobstbrei Apfel	Mittagsbrei mit **Brokkoli**	(w. o.)	Weizenbrot mit **Butter**
rischobstbrei diversem Obst: Banane, Birne, ...	(w. o.)	(w. o.)	**Roggen**mischbrot mit Butter (und Stillen)
(w. o.)	Mittagsbrei mit **Kräutern**	(w. o.)	(w. o.)
(w. o.)	Mittagsbrei mit **Tomaten**	(w. o.)	(w. o.)
(w. o.)	Mittagsbrei mit **Trauben**saft	(w. o.)	(w. o.)
(w. o.)	Mittagsbrei mit **Schinken**	(w. o.)	(w. o.)
(w. o.)	Mittagsbrei mit **Lamm**	(w. o.)	(w. o.)
(w. o.)	Mittagsbrei mit **Spinat**	(w. o.)	(w. o.)
(w. o.)		(w. o.)	**Hirse**brei (mit Obst)
(w. o.)	Mittagsmenü mit **Lauch** oder **Zwiebel**	(w. o.)	(w. o.)
(w. o.)	Mittagsmenü mit **Kohlrabi**	(w. o.)	(w. o.)
(w. o.)	(w. o.)	**Kirschen**-Obstbrei	(w. o.)
(w. o.)	(w. o.)	(w. o.)	**Gersten**flockenbrei (mit Obst)
(w. o.)	(w. o.)	**Zwetschken**-Obstbrei	(w. o.)
Mandarine	(w. o.)	(w. o.)	(w. o.)

Vom 7. bis 9. Monat sollen noch mind. 3 Still- bzw. Flaschenmahlzeiten gegeben werden um das Kind ausreichend mit Nährstoffen zu versorgen. Bis zum Ende des 12. Monats sollen es dann – inkl. nachts – noch mind. 2 Mahlzeiten sein.

BEISPIEL 2: Frühe ☞ Beikostreifezeichen (ab 5. oder 6. Monat) – Teil 3 von 3

B	LM	Tag	Notiz	Zutat	Frühstück
6. Beikostmonat	10./11.	153.		Ei	(w. o.)
		157.		Gurke	(w. o.)
		161.		Maroni (Esskastanie)	(w. o.)
		165.		Fisch	(w. o.)
		169.		Schwarzwurzel	(w. o.)
		173.		Paprika	(w. o.)

…ischenmahlzeit	Mittagessen	Zwischenmahlzeit	Abendessen
(w. o.)	Mittagsmenü mit hartem **Ei**	(w. o.)	(w. o.)
(w. o.)	Mittagsmenü mit **Gurke**	(w. o.)	(w. o.)
(w. o.)	(w. o.)	**Maroni**	(w. o.)
(w. o.)	Mittagsmenü mit **Fisch**	(w. o.)	(w. o.)
(w. o.)	Mittagsmenü mit **Schwarzwurzel**	(w. o.)	(w. o.)
(w. o.)	Mittagsmenü mit **Paprika**	(w. o.)	(w. o.)

Vom 7. bis 9. Monat sollen noch mind. 3 Still- bzw. Flaschenmahlzeiten gegeben werden um das Kind ausreichend mit Nährstoffen zu versorgen. Bis zum Ende des 12. Monats sollen es dann – inkl. nachts – noch mind. 2 Mahlzeiten sein.

BEISPIEL 3: Vegetarisch (ab 7. Monat) – Teil 1 von 3

B	LM	Tag	Notiz	Zutat	Frühstück
1. Beikostmonat	7.	1.		Karotte	Muttermilch (MM Säuglingsmilch (
		5.		Raps-/Maiskeim-/ Sonnenblumenöl (ZU)	
		9.		Kartoffel	
		13.		Hirse (GB)	
		17.		Apfel(saft) (ZU)	
		21.		Hafer (ZU)	
		25.		Reis (GB)	
		29.		Fenchel	
2. Beikostmonat	8.	33.		Birne	
		37.		Mais	
		41.		Zucchini (Zucchetti)	
		45.		Pfirsich	
		49.		Ei	
		53.		Dinkel (GB)	
		57.		Karfiol (Blumenkohl)	
		61.		Marille (Aprikose)	
3. Beikostmonat	9.	65.		Banane	
		69.		Erbse	
		73.		Pastinake	
		77.		(evtl. Fisch)	

wischenmahlzeit	Mittagessen	Zwischenmahlzeit	Abendessen
Muttermilch bzw. Säuglingsmilch	Gemüsebrei mit **Karotte**	Muttermilch bzw. Säuglingsmilch	Muttermilch bzw. Säuglingsmilch
	Gemüsebrei mit **Öl**		
	Gemüse-**Kartoffel**brei mit Öl		
	Gemüsebrei mit **Hirseflocken**		
	Diesen Brei mit **Apfel**saft		
	(w.o.)	Apfelbrei mit **Hafer**	
	(w.o.)	Apfelbrei mit **Reis** und Hafer	
	Mittagsbrei mit **Fenchel**	(w.o.)	
	(w. o.)	Apfel-**Birne**-Hafer	
	Mittagsbrei mit **Mais**	(w. o.)	Reisbrei (mit Birnenpüree)
	Mittagsbrei mit **Zucchini**	(w. o.)	(w.o.)
	(w. o.)	**Pfirsich**brei	Haferbrei (mit Obst)
	Mittagsbrei mit hartem **Ei**	(w. o.)	Hirsebrei (mit Obst)
	(w. o.)	Obstbrei mit **Dinkel**	Haferbrei (mit Obst)
	Mittagsbrei mit **Karfiol**	(w. o.)	Dinkelbrei (mit Obst)
	(w. o.)	**Marillen**-Obstbrei	Hirsebrei (mit Obst)
Frischobstbrei Fingerfood **Banane**	(w. o.)	(w. o.)	Haferbrei (mit Obst)
ischobstbrei Apfel	Mittagsbrei mit **Erbsen**	(w. o.)	Hirsebrei (mit Obst)
ischobstbrei Birne	Mittagsbrei mit **Pastinake**	(w. o.)	Haferbrei (mit Obst)
(w. o.)	(Mittagsbrei mit **Fisch**)	(w. o.)	Hirsebrei (mit Obst)

Näheres zum Thema vegetarische Ernährung finden Sie in den Kapiteln *„Kann ich mein Kind ohne Fleisch ernähren?“* und *„Welche pflanzlichen Kombinationen sind eisenreich?“*, ☞ Seite 144 – 145.

BEISPIEL 3: Vegetarisch (ab 7. Monat) – Teil 2 von 3

B	LM	Tag	Notiz	Zutat	Frühstück
3. Beikostmonat	9.	81.		Weizen	MM bzw. SM
		85.		Heidel-/Blaubeere	
		89.		Kürbis	
4. Beikostmonat	10.	93.		Brokkoli/Butter	Getreidebrei (mit C und (Mutter)milc
		97.		Roggen	Haferbrei (mit Ob
		101.		Kräuter	Hirsebrei (mit Ob
		105.		Tomate	(w. o.)
		109.		Weintraube	(w. o.)
		113.		rote Linsen	(w. o.)
		117.		Spinat	(w. o.)
		121.		Lauch (Porree)/Zwiebel	(w. o.)
Umstieg auf Familienkost					
5. Beikostmonat	11.	125.		Kohlrabi	(w. o.)
		129.		Kirsche	(w. o.)
		133.		Gerste (GB)	(w. o.)
		137.		Zwetschke (Pflaume)	(w. o.)
		141.		Mandarine	(w. o.)
		149.		Gurke	(w. o.)

wischenmahlzeit	Mittagessen	Zwischenmahlzeit	Abendessen
ischobstbrei mit diversem Obst	(w. o.)	(w. o.)	**Weizen**grießbrei (mit Obst)
(w. o.)	(w. o.)	**Heidelbeeren**-Obstbrei	Haferbrei (mit Obst)
(w. o.)	Mittagsbrei mit **Kürbis**	(w. o.)	Hirsebrei (mit Obst)
(w. o.)	Mittagsbrei mit **Brokkoli**	(w. o.)	Weizenbrot mit **Butter**
(w. o.)	(w. o.)	(w. o.)	**Roggen**mischbrot
(w. o.)	Mittagsbrei mit **Kräutern**	(w. o.)	(w. o.)
(w. o.)	Mittagsbrei mit **Tomaten**	(w. o.)	(w. o.)
(w. o.)	Mittagsbrei mit **Trauben**saft	(w. o.)	(w. o.)
(w. o.)	Mittagsbrei mit **Linsen**	(w. o.)	(w. o.)
(w. o.)	Mittagsbrei mit **Spinat**	(w. o.)	(w. o.)
(w. o.)	Mittagsmenü mit **Lauch** oder **Zwiebel**	(w. o.)	(w. o.)
(w. o.)	Mittagsmenü mit **Kohlrabi**	(w. o.)	(w. o.)
(w. o.)	(w. o.)	**Kirschen**-Obstbrei	(w. o.)
(w. o.)	(w. o.)	(w. o.)	**Gersten**flockenbrei (mit Obst)
(w. o.)	(w. o.)	**Zwetschken**-Obstbrei	(w. o.)
Mandarine	(w. o.)	(w. o.)	(w. o.)
(w. o.)	Mittagsmenü mit **Gurke**	(w. o.)	(w. o.)

Vom 7. bis 9. Monat sollen noch mind. 3 Still- bzw. Flaschenmahlzeiten gegeben werden um das Kind ausreichend mit Nährstoffen zu versorgen. Bis zum Ende des 12. Monats sollen es dann – inkl. nachts – noch mind. 2 Mahlzeiten sein.

BEISPIEL 3: Vegetarisch (ab 7. Monat) – Teil 3 von 3

B	LM	Tag	Notiz	Zutat	Frühstück
6. Beikostmonat	12.	153.		Maroni (Esskastanie)	(w. o.)
		157.		Schwarzwurzel	(w. o.)
		161.		Himbeere	(w. o.)
		165.		Paprika	(w. o.)
		169.		Avocado	(w. o.)
		173.		Rote Rüben/Rote Beete	(w. o.)
		177.		geriebene Sonnenblumenkerne	(w. o.)

ischenmahlzeit	Mittagessen	Zwischenmahlzeit	Abendessen
(w. o.)	(w. o.)	**Maroni**	(w. o.)
(w. o.)	Mittagsmenü mit **Schwarzwurzel**	(w. o.)	(w. o.)
(w. o.)	(w. o.)	Dessert mit **Himbeere**	(w. o.)
(w. o.)	Mittagsmenü mit **Paprika**	(w. o.)	(w. o.)
(w. o.)	(w. o.)	(w. o.)	Brot mit **Avocado**
(w. o.)	Mittagsmenü mit **Roten Rüben**	(w. o.)	(w. o.)
(w. o.)	(w. o.)	Obstbrei mit geriebenen **Sonnenblumenkernen**	(w. o.)

Vom 7. bis 9. Monat sollen noch mind. 3 Still- bzw. Flaschenmahlzeiten gegeben werden um das Kind ausreichend mit Nährstoffen zu versorgen. Bis zum Ende des 12. Monats sollen es dann – inkl. nachts – noch mind. 2 Mahlzeiten sein.

Elternfragen zu Beikost-Lebensmitteln

Unser folgendes Kapitel soll Ihnen einen Überblick über die Lebensmittelgruppen geben und die dazu häufig gestellten Elternfragen beantworten.

Gemüse

Gemüse versorgt Ihr Kind mit wertvollen Vitaminen und Mineralstoffen. Außerdem enthält es eine Vielzahl schützender Stoffe, die die Abwehrkraft stärken. Gekochtes Gemüse ist leicht verdaulich, weshalb es meist als 1. Beikost angeboten wird. Gemüsebreie enthalten viel Wasser und wenig Energie, daher müssen sie schon bald mit ☞ Öl bzw. ☞ Beilagen ergänzt werden.

Gibt es eine Alternative zu Karottenpüree?

Mag Ihr Kind kein Karottenpüree, verträgt es dieses nicht oder reagiert es mit ☞ Verstopfung? In diesem Fall können Sie auf Kürbis wechseln. Er enthält ein Elftel des Carotins, ist aus dem Gläschen aber nicht jeden Babys Geschmack. Hingegen mundet er selbstgekocht fast immer – und macht weniger hartnäckige Flecken als Karotten! Zucchini oder Pastinake, eine der Karotte verwandte weiße Rübe, schmecken beide auch süßlich, was den Präferenzen von Babys entgegenkommt. Sie enthalten jedoch noch weniger Carotin als Kürbis.
Statt mit Gemüse können Sie die Beikost auch mit gekochtem Apfel- oder Birnenpüree beginnen. Eine weitere, in vielen Ländern gängige Variante ist Reisbrei mit Säuglingsmilchnahrung, wenn nicht mehr gestillt wird.
Man kann die Instant-Reisflocken für Babys auch abgepumpter Muttermilch zusetzen. Allerdings wird dieser Brei etwas flüssiger, weil Muttermilch Enzyme enthält, die den Reisschleim bereits „verdauen". Viele Mütter verbrauchen so langfristig angelegte tiefgekühlte Reserven.

Welche Gemüsesorten sind im Beikostalter nicht geeignet?

Vermeiden Sie Gemüsesorten, die beim Kind ☞ **Blähungen** hervorrufen können! Im Gegensatz zu braunen Linsen oder Bohnen werden gekochte ☞ Erbsen und lang gewaschene, gekochte rote Linsen meist gut vertragen.
Spinat, Rote Rüben (Rote Beete), Kohl (Wirsing), Fenchel und Sellerie zählen zu den **nitratreicheren Gemüsesorten**. Bereiten Sie Beikost selbst zu, verwenden Sie davon möglichst Freiland- und kein Glashausgemüse. Wenn frisch geerntetes Gemüse nicht verfügbar ist, soll Tiefkühlgemüse – nicht Dosengemüse – verwendet werden.
Mischen Sie die genannten Gemüsesorten mit anderem Gemüse oder Vitamin-C-reichem Obst (z. B. mit Äpfeln). In Gemüsegläschen ist der Gehalt an ☞ Nitrat kontrolliert.
Eingesalzenes oder gesäuertes Gemüse sollten Sie zur Entlastung der Nieren im 1. Lebensjahr generell meiden.

Getreide

Getreide und Getreideprodukte (Nudeln, Brot etc.) liefern den Kraftstoff für unseren Körper. Sie versorgen uns mit Energie, ☞ Ballaststoffen und den wichtigen B-Vitaminen. Derzeit wird erforscht, inwieweit vor dem 7. Lebensmonat gegebene Breie ☞ glutenhältig sein sollen.

Ist Vollkorn für Babys gesund?

Ihr Kind soll Getreide möglichst in Vollkornqualität bekommen, denn die äußeren Randschichten des Korns sind besonders nährstoffreich. Verwenden Sie jedoch die speziellen Baby-Getreideprodukte! Diese sind durch ein Erhitzungsverfahren besser verdaulich gemacht worden und belasten somit die kindliche Verdauung weniger.
Wenn die Familienkost eingeführt wird (etwa ab dem 10. Monat), können herkömmlicher, gekochter Vollkorngrieß bzw. gekochte Haferflocken oder Brot aus fein vermahlenem Vollkornmehl angeboten werden. Verwenden Sie in den ersten Beikostmonaten nur einzelne Getreidesorten (☞ Beikostplan).

Obst- oder Gemüsegläschen können Sie anreichern, indem Sie ca. 1 später 2 EL Instantflocken ins erwärmte Gläschen unterrühren.
Grieß und manche Getreideschleime hingegen müssen aufgekocht werden, damit sich die wohltuenden Schleimstoffe lösen und die Ballaststoffe auch ausreichend in Wasser quellen können. Der Getreidebrei sollte daher immer eher zu flüssig als zu fest sein. Halten Sie sich an die Zubereitungsangaben auf den Packungen!

Rohes Getreide (Müsliflocken, Haferflocken, Frischkornmüsli) muss in den ersten 2 Lebensjahren gemieden werden, denn es ist schwer verdaulich. Kochen Sie Getreideprodukte immer weich!

Herkömmliche Hirse enthält Bestandteile, die für Babys nicht geeignet sind bzw. eine spezielle Zubereitungsweise (Weggießen des ersten Kochwassers) erfordern. Greifen Sie stattdessen zu Hirseflocken für Babys!

Warum braucht mein Kind Ballaststoffe?

Ballaststoffe aus Vollkornprodukten sind für den Säugling wichtig, denn ähnlich einer Bürste putzen sie den Darm des Kindes. Sie gelangen nicht in den Körper, sondern gehen durch den Darm-„Schlauch" wie eine Putzbrigade durch.
Ballaststoffe finden sich somit im Stuhl wieder, wodurch die Stuhlmenge steigt und ☞ Verstopfung verhindert wird.
Werden zu wenig Ballaststoffe mit der Nahrung aufgenommen, können sich Krankheitserreger im Darm ansammeln und längere Zeit direkt auf die Darmschleimhaut einwirken. Dies belastet die „Schutzpolizei" der Darmschleimhaut, die das Eindringen schäd-

licher Keime in den Körper verhindern möchte. Ein Mangel an Ballaststoffen über Jahrzehnte hinweg erhöht das Risiko an Dickdarmkrebs zu erkranken. Schon frühzeitig sollen deshalb altersentsprechend Vollkornprodukte einen Teil der kindlichen Ernährung ausmachen.

Sind Vanille, Zimt & Kakao im Getreidebrei sinnvoll?

Gewürze wie Vanille, Zimt oder Kakao sind in der Ernährung des Säuglings nicht notwendig. In den ersten 3 Beikostmonaten sind diese aromatischen Gewürze sicher verfrüht, auch wenn sie nur in kleinen Mengen zugesetzt sind. Beachten Sie, dass Ihr Kind dadurch frühzeitig auf Schokolade, Vanillepudding & Co. geprägt wird. Außerdem schmecken diese Gewürze meist bitter, sodass ☞ Zucker oder ☞ Honig zugesetzt werden muss.

Kann ich schon Kekse und Kuchen geben?

Babys erste Kekse, Kinderzwieback oder Biskotte (Löffelbiskuit) – das Angebot an Naschereien wird immer größer. Naschereien enthalten ☞ Zucker in verschiedenen Formen, liefern „leere Kalorien" und sind deshalb nicht als Zwischenmahlzeit geeignet.

Versuchen Sie, Kinderkekse (Plätzchen), Kuchen und Süßwaren nach Möglichkeit zu vermeiden oder auf die unausweichlichen Geburtstagsfeste einzugrenzen. Zum Knabbern können Sie ein Stück Obst, eine Baby-Reiswaffel oder Brot anbieten, sobald das Kind schon Getreide (Dinkel, Weizen) erhält.

In Kuchen, Keksen, Zwieback und Backwaren sind manchmal ☞ Allergieauslöser wie ☞ Eier bzw. Milchpulver versteckt. Rezepte für milch- und eifreie Kekse und Geburtstagskuchen für den 1. Geburtstag finden Sie in unserem Rezeptbuch „Rezepte und Tipps für Babys Beikost" (☞ weiterführende Literatur). Beachten Sie, dass viele Kekse größere Mengen ☞ Gluten enthalten und daher nicht vor dem Ende des 7. Monats ausprobiert werden sollten.

Kann ich meinem Kind Zwieback anbieten?

Die meisten Zwiebacksorten enthalten Milch bzw. ☞ Zucker. Achten Sie deshalb besonders genau auf die Zutatenliste. Sobald Kinder Zähne haben und Stückchen abbeißen, können sie sich auch daran verschlucken. Seien Sie daher vorsichtig!

Obst

Früchte enthalten wertvolle Vitamine und ☞ Frucht- bzw. ☞ Traubenzucker, weshalb sie bei Babys meist guten Anklang finden. Obstbreie können auch zum „Süßen" mancher Gemüse- oder Getreidebreie verwendet werden.

Welche Obstsorten soll mein Kind essen?

Verwenden Sie, wenn möglich, inländisches Obst. Als Beikostobst eignen sich milde, säurearme Obstsorten, z. B. milde Äpfel, Birnen, Pfirsiche, Marillen (Aprikosen), Nektarinen, Bananen, Melonen, Heidelbeeren (Blaubeeren) oder Trauben.

Säuerliche Obstsorten (wie z. B. Zitrusfrüchte, Kiwi, Ananas) und ☞ Steinobst, wie z. B. Zwetschken (Pflaumen), können zu ☞ Wundsein führen und sollten – wenn überhaupt – erst spät gegeben werden. Rhabarber, der viel Oxalsäure enthält, ist im 1. Lebensjahr noch nicht geeignet.

Getränke

Die richtige Auswahl an Getränken spielt eine wichtige Rolle, denn der kleine Organismus darf nicht mit zu süßen Getränken, Dicksäften mit Zitronensäure oder gar Limonaden überfordert werden. Wenn das Kind Durst hat, braucht sein Körper einfach Wasser!

Wasser

Am sinnvollsten und billigsten ist es, Leitungswasser (Hahnenwasser) zu geben, sofern dies den Qualitätskriterien für die Zubereitung von Säuglingsnahrung entspricht (☞ Kapitel *„Die Wasserqualität zählt!“*, Seite 75). Zumindest im 1. Halbjahr sollte nur abge-

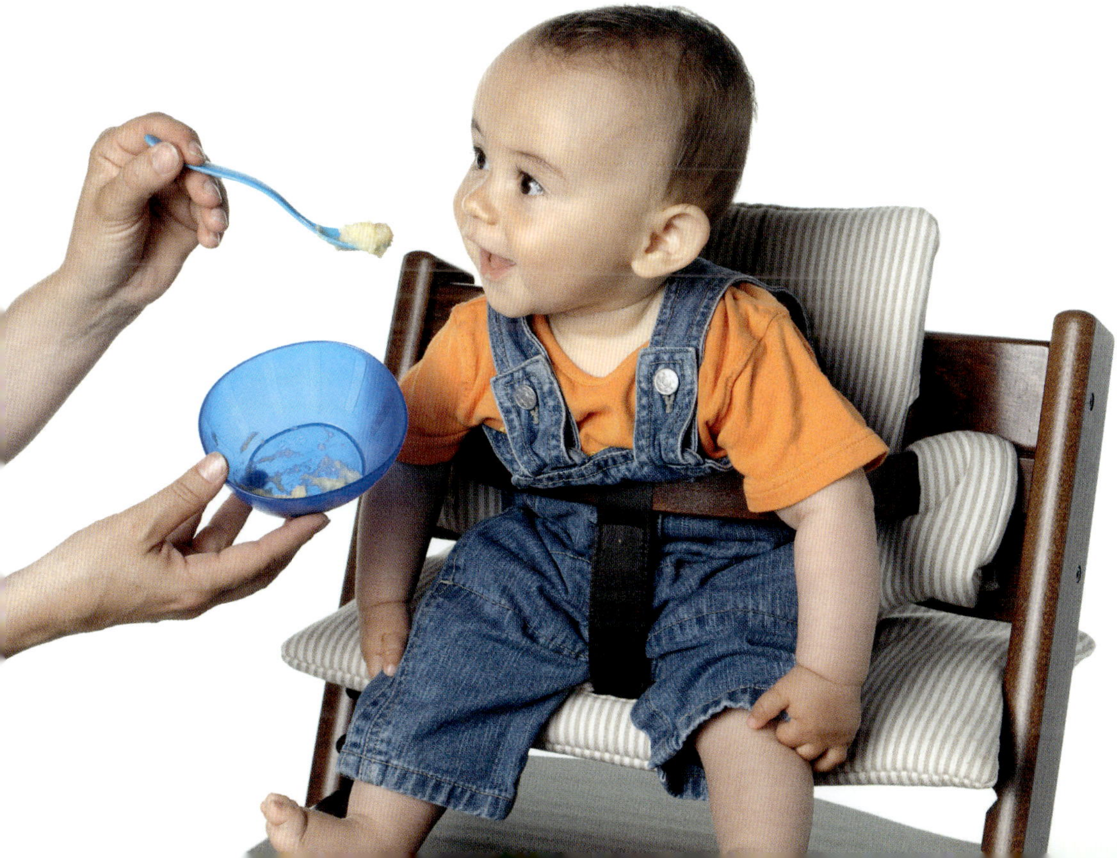

kochtes Wasser angeboten werden. Sobald Ihr Kind krabbelt und alles Erreichbare in den Mund steckt, wird sein Immunsystem genug Abwehrkraft haben, um auch die eventuell vorhandenen Bakterien des nicht abgekochten Leitungswassers zu verkraften. Wasser von Hausbrunnen sollten Sie jedoch immer abkochen.

Kräuter- oder Früchtetees

Sie können Ihrem Kind als Durstlöscher auch ungesüßten Kräuter- oder Früchtetee anbieten.

Bevorzugen Sie lose Tees oder Teebeutel für die Zubereitung, am besten BIO-Teekräuter aus der Apotheke / Drogerie. Fenchel und Kamille gelten als „Medizin“ und sollten nicht als täglicher Tee verwendet werden. Besser eignen sich Zitronenmelisse und Apfelminze, eine mentholfreie Art der Pfefferminze, bzw. Mischungen mit 1 bis 3 Fruchtsorten.

Viele Früchtemischungen sind aromatisiert und schmecken bzw. riechen intensiv nach dem jeweiligen Aroma (z. B. Erdbeeren, Orangen / Apfelsinen). Fragen Sie daher beim Einkauf für Ihr Baby nach nicht aromatisierten, milden Mischungen oder lassen Sie sich eine in einer Apotheke (Drogerie) zubereiten!

Teemischung
40 g Hagebutten
40 g getrocknete Apfelschalen
5 g Hibiskusblüten (evtl.)

Der zubereitete Tee sollte sehr mild schmecken. Sie können ihn mit abgekochtem Wasser strecken, wenn er zu intensiv schmeckt. Nehmen Sie dann beim nächsten Mal vielleicht etwas weniger Teefrüchte oder mehr Wasser.

Lassen Sie Kräutertee nicht zu lange ziehen (ca. 3 Minuten), da der Tee sonst bitter werden kann. Früchtetee können Sie ca. 10 Minuten ziehen lassen. Manche Sorten (Hibiskus) sind jedoch säuerlich und sollen deshalb nur in geringen Mengen beigefügt werden.

Ihr Kind trinkt keinen ungesüßten Tee? Probieren Sie doch einfach, den Tee mit etwa 3 EL ☞ Fruchtsaft zu süßen und dafür saftfreien Brei anzubieten!

Instanttees

Im Handel gibt es auch viele Instanttees für Säuglinge. Zu ca. 90 % besteht dieser lösliche Tee aus einem Trägerstoff, an dem das Tee-Extrakt haftet. Dieser Trägerstoff ist entweder ☞ Haushaltszucker, ☞ Maltodextrin oder aufgespaltenes (hydrolysiertes) Eiweiß.

„Zahnschonende“ Tees mit Eiweißbausteinen als Trägerstoff oder Süßungsmittel sollten bei ☞ PKU gemieden werden. Verschiedene ☞ Zuckerarten, in geringem Maß auch Maltodextrin, können bereits im Vorschulalter bei schlechter ☞ Zahnpflege zu kariesbefallenen Zähnen führen. Dies passiert vor allem dann, wenn Zucker über einen längeren Zeitraum in der Mundhöhle bleibt, z. B. wenn das Kind mit der Flasche als „Schnullerersatz" im Mund einschläft.

Halten Sie Flaschen mit gesüßtem Tee, verdünntem Obstsaft oder Milchnahrung immer selber, bis das Kind gelernt hat, aus einer ☞ Lerntasse bzw. normalen Tasse zu trinken. Plastikflaschen zum Selberhalten „verführen" manche Kinder zum „Dauernuckeln" und sollten ausschließlich mit Wasser oder ungesüßtem Tee gefüllt sein.

Säfte

Ein beliebtes Getränk ist Fruchtsaft. Dabei wird der relativ hohe Zuckergehalt oft übersehen.

Unverdünnter Fruchtsaft ist nicht einmal für Erwachsene ein sinnvoller Durstlöscher. Manche Säfte enthalten so viel Zucker, dass sie eher Durst erzeugen, als ihn zu löschen. Pure Fruchtsäfte entsprechen dem Obstbrei und ersetzen ihn! Im Beikostalter ist es besser, Obstbrei zu geben, denn in der ganzen Frucht sind verdauungsfördernde ☞ Ballaststoffe enthalten.

Gewöhnen Sie Ihr Kind gar nicht erst an unverdünnte Säfte! Zwischen dem 7. und 9. Monat kann dem Wasser bei Bedarf mit einer Spur Saft (z. B. 1 Teil Fruchtsaft zu 8 Teilen Wasser) Geschmack und Farbe verliehen werden.

Säfte aus Fruchtsaftkonzentrat sind im 1. Lebensjahr nicht geeignet. Sie werden durch Erhitzen eingedickt (Konzentrat) und später mit Wasser wieder aufgefüllt. Dadurch kann der erhöhte Säureanteil zu ☞ Wundsein führen.

Frisch gepresste Obstsäfte, Direktsäfte oder speziell für Säuglinge gefertigte Säfte, z. B. milder Apfelsaft, Traubensaft, Birnen- oder Marillensaft (Aprikosensaft), eignen sich am besten.

Gemüsesäfte (z. B. Karottensaft) sind in der Regel weniger zuckerhaltig als Fruchtsäfte, trotzdem sollen auch sie mit Wasser verdünnt werden. Frische Gemüsesäfte (wie z. B. frisch gepresster Karottensaft) werden erst ab dem 10. Monat empfohlen.

Zur Verbesserung der Aufnahme von ☞ Eisen aus selbst hergestellten gemüsehaltigen Breien und ☞ vegetarischen Breien wird die Zugabe von Babysäften mit einem Gehalt von mindestens 40 mg Vitamin C pro 100 ml empfohlen. Pro 190 g Brei – das entspricht der Menge eines Gläschens „nach dem 4. Monat" – werden ca. 3 TL, bei vegetar. Breien 3 EL zugesetzt.

Wie viel soll mein Kind trinken?

Muttermilch und ☞ PRE-Nahrungen sind relativ dünnflüssig, sodass normalerweise keine zusätzliche Flüssigkeit notwendig ist. Muttermilch passt sich sogar dem erhöhten Bedarf bei sommerlich heißen Temperaturen an,

Kaffee, Schwarztee, Eistee, Fruchtdicksaft, Fruchtnektar, Fruchtsaftgetränke, Limonaden (inkl. colahaltige Getränke), Energydrinks und alle alkoholischen Getränke sind im Säuglingsalter unbedingt zu meiden!

bei Fieber kann allerdings die Gabe von Extra-Flüssigkeit nötig sein.

In den ersten 4 Monaten trinkt der Säugling etwa 750 ml Muttermilch oder Milchnahrung. Später steigt sein Flüssigkeitsbedarf auf ca. 900 ml an, wovon etwa die Hälfte durch die Milchnahrung, die andere Hälfte durch Wasser und den Wassergehalt von Gemüse- und Obstbreien gedeckt wird.
Bieten Sie anfangs nach den Beikost-Mahlzeiten löffelweise Wasser oder ungesüßten Tee an. Das unterstützt die ☞ Zahnpflege.

Sobald der Säugling (festere) Beikost erhält, sollten zwischendurch immer Getränke angeboten werden, wenn nicht gestillt wird, sodass das Kind bei Bedarf seinen Durst löschen kann.

Seien Sie auch für Durst gerüstet, wenn Sie unterwegs sind! Und reagieren Sie auf erhöhten Bedarf bei intensivem Spiel, bei Hitze oder bei Fieber!

Mit einem Jahr braucht das Kind täglich ca. 600 ml Getränke und 300 ml Muttermilch oder Milch.

Milch und Milchprodukte

Über Milch in Form von ☞ Säuglingsmilchnahrung oder ☞ Kuh-, Schaf- bzw. Ziegenmilch ist in diesem Buch schon viel berichtet worden. Noch offene Fragen zu Milchprodukten sollen im Folgenden beantwortet werden.

Ab wann darf ich Kuhmilch verwenden?

Mit einem Jahr braucht das Kind täglich ca. 600 ml Getränke und 300 ml Muttermilch oder Milch. Deutsche und österr. Fachgremien empfehlen die Verwendung von 100-200 ml pasteurisierter Vollmilch oder H-Milch mit 3,5 % Fett zur Zubereitung des Getreidemilchbreies frühestens ab dem 7. Monat, wenn kein Verdacht auf eine Kuhmilchallergie besteht.
Kuhmilch als Getränk darf erst nach dem 1. Lebensjahr schrittweise eingeführt werden!

Wenn gestillt wird, ist es im 1. Lebensjahr nicht notwendig, Milch und somit artfremdes Milcheiweiß zu verabreichen.
Wird Säuglingsmilchnahrung gegeben, kann diese (oder Vollmilch) zur Zubereitung des Breies verwendet werden.

Die Ernährungskommission der Schweizerischen Gesellschaft für Pädiatrie empfiehlt frühestens nach einem Alter von 10 bis 12 Monaten die Verwendung von Vollmilch.

Bei bereits bestehendem Jugenddiabetes in der Familie sollte Kuhmilch vorsichtshalber im gesamten 1. Lebensjahr gemieden werden.

Ich empfehle bei gestillten Kindern, **erst nach dem 1. Lebensjahr** Milch zu verwenden. Nehmen Sie dann pasteurisierte Milch (oder H-Milch) mit 3,5 % (3,6 %) Fettgehalt. Nach Möglichkeit sollte diese von biologischer Qualität und optimaler Frische (z. B. „Frischmilch") sein. Näheres in *„Essen und Trinken im Kleinkindalter"* (☞ weiterführende Literatur).

Kann ich Reismilch etc. statt Vollmilch verwenden?

Reismilch ist der wässrige Auszug von Reis, mit Calcium angereichert und evtl. gesüßt. Keinesfalls ist sie als Milchersatz geeignet, weil wichtige Nährstoffe fehlen. Zur Zubereitung des Getreidebreis kann sie dann verwendet werden, wenn (inkl. nachts) mindestens zu 3, später zu 2 Mahlzeiten gestillt oder die Flasche gegeben wird.

Sind Joghurt und Käse für Säuglinge geeignet?

Joghurt hat das Image eines gesunden Lebensmittels, da sich die enthaltenen, lebenden Milchsäurebakterien beim Erwachsenen positiv auf die Bakterienbesiedelung des Darmes auswirken. Dieser gesundheitsfördernde Effekt besteht jedoch nicht, wenn Joghurt gekocht bzw. sterilisiert wird. Letzteres ist in allen Gläschenprodukten mit Joghurt der Fall. Im Obst-Getreide-Brei (Zwischenmahlzeit) ist Joghurt genauso unnötig wie ☞ Rahm (Saure Sahne) oder ☞ Vollmilch. In der Schweiz werden Baby-Joghurts schon ab dem 7. Monat angeboten. Ihr Kind würde aber mit Milchprodukten (Joghurt, aber vor allem Käse) zu viel Eiweiß aufnehmen, was die Nieren belastet.

Ich empfehle, bis zum Ende des 12. Monats mit Joghurts, Fruchtzwergen, mit Früchte-Duett, Joghurt-Töpfchen, mit Frucht & Joghurt, Pudding, Topfen (Quark) und Käse zu warten. Diese sollten auch im ☞ Kleinkindalter nicht „maßlos" eingesetzt werden. Sie enthalten Fett und Zucker oder Salz.

Fleisch, Fisch und Eier

Diese Lebensmittelgruppe versorgt Ihr Kind hauptsächlich mit Eiweiß, das für das Wachstum und den Aufbau der Muskeln gebraucht wird. Eiweißreiche Lebensmittel werden regelmäßig, aber nur in kleinen Mengen benötigt.

Wie viel Fleisch brauchen Babys?

Mageres Rind-, Kalb- oder Schweinefleisch (salzarmer Schinken), Huhn, Truthahn und Lammfleisch liefern

dem Baby gut verwertbares Eisen. Die empfehlenswerte Menge Fleisch bei Selbstzubereitung beträgt 6-mal pro Woche anfangs 20 g, später 30 g.
Vielen Eltern erscheint diese Gabe von Fleisch zu häufig. Dabei wird übersehen, dass die gereichten Mengen klein sind und der Säugling sich im Vergleich zum Erwachsenen sogar „relativ fleischarm“ ernährt.

Ein Baby isst etwa die Hälfte der Gemüseration eines Erwachsenen, aber weniger als ein Fünftel der Fleischmenge.

Vor allem, wenn Gläschenprodukte als Beikost gewählt werden, ist die durchschnittliche Fleischaufnahme gering. Denn in Fleischgläschen sind in der Regel nur etwa 8 % – also ca. 15 g – Fleisch pro Gläschen enthalten. Daher sollten zumindest 6 Fleisch-Gemüse-Gläschen pro Woche auf dem Speiseplan stehen, um gemeinsam mit dem Eisen aus der ☞ Muttermilch bzw. der ☞ Säuglingsmilchnahrung den Eisenbedarf gut abdecken zu können.

Welche Qualität soll das verwendete Fleisch haben?

Werden Fleischbreie selbst zubereitet oder später durch Fleisch- (oder Wurst-) waren ergänzt, sollte Wert auf gute Fleischqualität gelegt werden (Quellen für BIO-Fleisch ☞ Adressverzeichnis).
Der Medienrummel rund um den Rinderwahnsinn (BSE) hat sich mittlerweile gelegt. Hersteller von Säuglings- und Kleinkindnahrungen haben sich verpflichtet, strenge Sicherheitsvorkehrungen zum Schutz vor BSE einzuhalten und nur Rinder von Vertragsbauern zu verwenden. Ein zusätzlicher Schutzfaktor ist eine biologische Qualität (☞ Seite 100) des Rindfleisches. Sie garantiert, dass die Tiere nur mit pflanzlichem Futter ernährt wurden.

Kann ich mein Kind ohne Fleisch ernähren?

Häufig fragen Vegetarierinnen, ob sie ihr Kind fleischlos ernähren dürfen. Prinzipiell ist dies möglich, jedoch erfordert es eine optimale Kombination anderer ☞ eisenreicher Lebensmittel und eventuell sogar eine Ergänzung durch Eisenpräparate.
Fleisch ist ein sehr guter Eisenlieferant. In Fleisch liegt ☞ Eisen nämlich in derselben Form vor wie in unseren Muskeln. Daher können wir etwa 20 % des Eisens aus Fleisch nutzen, während Eisen aus pflanzlichen Lebensmitteln nur zu 2 bis 7 % nutzbar ist.
Selbst unter günstigsten Bedingungen (☞ nächstes Kapitel) ist uns aus pflanzlichen Nahrungsmitteln nur durchschnittlich 10 % des Eisens verfügbar.

Somit sind eisenreiche, für Babys aber noch nicht geeignete Samen wie Sesam und Mohn oder große Mengen Nahrung notwendig, wenn man sich ausschließlich pflanzlich ernähren will. Die Menge, die ein Baby verspeisen kann, ist jedoch begrenzt. Ohne Fleisch in der Beikost ist es schwer, den vergleichsweise hohen Bedarf an ☞ Eisen zu decken, den Ihr Baby infolge der raschen Vermehrung von Muskelgewebe und Blut hat. Deswegen wird empfohlen, die Fleischmenge möglichst auf ca. 6 kleine Portionen pro Woche zu verteilen.

Fleischlose Ernährung (gemäßigter Vegetarismus, also pflanzliche Ernährung mit Muttermilch oder Säuglingsmilchnahrung) ist im Säuglingsalter daher weniger empfehlenswert, aber mit einigem Aufwand möglich. **Hingegen muss strenger Vegetarismus (vegan, ohne Fleisch, Milch, Eier und Fisch) für Schwangere, stillende Mütter, Säuglinge und Kleinkinder als Ernährungsform strikt abgelehnt werden.** Es kommt dadurch leicht zu Engpässen in der Versorgung mit Eiweiß, Calcium, Eisen, Vitamin D, Vitamin B_2 und Vitamin B_{12}. **Vitamin-B_{12}-Mangel kann die Nervenfunktion und die Hirnentwicklung des Säuglings nachhaltig beeinträchtigen!**

Welche pflanzlichen Kombinationen sind eisenreich?

Soll das Kind fleischlos ernährt werden, dann ist auf eine sorgfältige Kombination von eisenreichen pflanzlichen Lebensmitteln zu achten.

Als eisenreiche Gemüsesorten eignen sich wahlweise Karfiol (Blumenkohl), Kohlgemüse, Brokkoli, Paprika, Fenchel oder Kohlrabi.

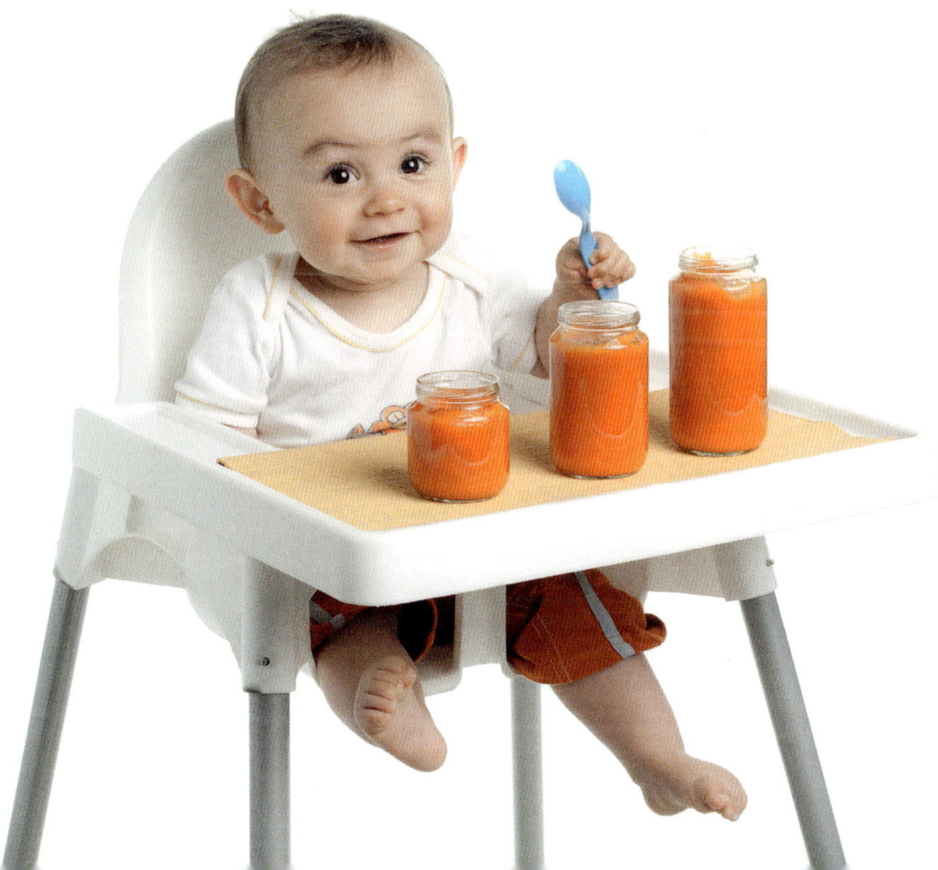

Unter den Getreidesorten nimmt **Hafer** als Beikost-Lebensmittel den größten Stellenwert ein. Es könnten statt Haferschleim auch Hirseflocken für Babys verwendet werden. Herkömmliche **Hirse** ist nur dann geeignet, wenn das „erste" Kochwasser weggegossen wird, denn sie enthält für Säuglinge ungeeignete lösliche Bestandteile.

Auch **Hülsenfrüchte** (Erbsen, rote Linsen) sind eisenreich. Soja (Tofu, Granulat) ist sehr eiweißreich und löst bei einem Drittel der Kuhmilchallergiker Reaktionen aus. Daher besser erst mit einem Jahr verwenden.

Eine Mischung aus Karotten und Erbsen mit Hirseflocken, Saft und Öl wäre als Alternative zum eisenreichen ☞ Gemüse-Hafer-Brei geeignet.

„Mit Eisen angereicherte" Gemüsegläschen bzw. „Spinat mit Naturreis" (ergänzt durch Saft und Öl) kommen ebenfalls in die engere Wahl für vegetarische Beikost.

Vitamin C verdoppelt die Eisenaufnahme aus der pflanzlichen Nahrung. Dadurch steigt sie von 5 % auf ca. 10 %, wenn mit Pflanzlichen Breien gleichzeitig 3 EL Saft aufgenommen werden.

Die Ausnutzbarkeit von Eisen aus pflanzlicher Nahrung wird verbessert, wenn gleichzeitig Fleisch oder Vitamin-C-reicher Saft aufgenommen wird. Zu den begünstigenden Nahrungsbestandteilen zählen auch Fruchtzucker und Fruchtsäure.

Ideal ist somit die Kombination von eisenreichem Getreide und Obst, etwa als Früchte-Hafer-Brei oder als „Obstbrot" (Rezept aus *„Pfiffige Rezepte für kleine und große Leute"*, ☞ weiterführende Literatur). Vegetarische Breie zum Selberkochen finden Sie in *„Rezepte und Tipps für Babys Beikost"*.

Gleichzeitig tierische Milch bzw. Milchprodukte in der Speise wirken sich hemmend auf die Eisenaufnahme aus. Tierische Milch enthält nur wenig und schlecht ausnutzbares Eisen. Wenn nicht gestillt wird, sollte als Abendmahlzeit der Getreide-Milch-Brei mit industriell gefertigter Säuglingsmilchnahrung zubereitet werden, da Flaschennahrung ☞ „mit Eisen angereichert" ist.

Muttermilch verfügt über das Eiweiß Laktoferrin, das Eisen an sich bindet und sehr leicht aufnehmbar macht. Trotz geringer Eisenmenge ist sie eine gute Eisenquelle.

Mindestens 500 ml Muttermilch oder mit Eisen angereicherte Milchnahrung wird bei vegetarischer Ernährung gebraucht.

Frühestens ab dem 6. Monat könnte auch grätenfreier ☞ Fisch, dessen Eisen zu etwa 15 % ausgenutzt werden kann, mit auf den Speiseplan.

Achtung! Ist das Kind auffällig blass, kann Eisenmangel die Ursache sein. Sprechen Sie mit Ihrer Ärztin!

Vegetarisches Mittagsgläschen
Nehmen Sie ein Karotten-Kartoffelgläschen mit 190 g und geben Sie nun in das erwärmte Gläschen 1 EL Baby-Haferflocken (Haferschleim), 3 EL Apfelsaft und 2 TL Rapsöl. Bieten Sie diese Mischung 7-mal pro Woche als vegetarischen Mittagsbrei an.

Anstelle der Fruchtsäfte kann ab dem 10. Lebensmonat etwa eine gleich große Menge Vitamin-C-reiches Fruchtmus aus Beeren oder ☞ Kiwis verwendet werden. Vereinzelt reagieren Babys aber mit wundem Po darauf.
Als Alternative zu Hafer können auch Baby-Hirseflocken für diesen Brei verwendet werden.

Darf mein Kind Schinken oder Wurst essen?

Oft berichten Eltern, dass ihren Kindern beim Fleischhauer (Metzger) Schinken oder Wurst angeboten wird. Diese lieb gemeinte Aufmerksamkeit ist jedoch im 1. Lebensjahr keinesfalls sinnvoll.
Denn ☞ Schinken und Wurstwaren enthalten sehr viel Salz und belasten die Nieren. Sie sollten Wurstwaren jeglicher Art daher frühestens mit Ende des 1. Lebensjahres anbieten.

Schinken in Gläschenprodukten wird speziell für Säuglinge salzreduziert hergestellt und kann deshalb im ☞ Beikostplan Verwendung finden.
Eventuell können Sie statt der Schinkenprodukte Lammgläschen nehmen.

Kann ich meinem Kind Fisch bzw. Fischgläschen geben?

Im Urlaub werden Eltern oft mit anderen Gläschenprodukten konfrontiert. So werden in skandinavischen und südlichen Ländern (Frankreich, Spanien, Italien) schon früh Gläschen für Babys mit Meeresfisch (z. B. mit Dorsch) angeboten.
Fisch liefert hochwertiges Eiweiß, wertvolle Mineralstoffe (z. B. Jod, Eisen) und zudem die sogenannten „Fischöle". Letztere enthalten spezielle Fettsäuren, die nicht nur im Fischfett, sondern auch in der Muttermilch vorkommen, wenn die Mutter ausreichend über ihre Nahrung damit versorgt ist.

Fischöle haben eine wichtige Funktion für das Wachstum des Kindes. Fisch ist in der Ernährung von Stillenden und Kleinkindern von großer Bedeutung.
Fischeiweiß ist allerdings auch ein starker ☞ Allergieauslöser. Andererseits zeigen neue Studien, dass die frühe Gabe von Fisch bei nicht allergiegefährdeten Kindern vor Allergien zu schützen scheint. Dafür könnten die Fischöle verantwortlich sein.

In den späteren Beikostmonaten, evtl. ab dem 9. Monat oder erst im 2. Lebensjahr, soll einmal pro Woche gedünsteter Fisch (z. B. Forelle, Saibling, Lachs, Scholle) auf dem Speiseplan des Kindes stehen. **Achtung!** Der Fisch muss grätenfrei sein!

Meeresfisch ist eine bedeutende Jodquelle. Alternative Jodlieferanten können Brokkoli, Karotten, Champignons, Grünkohl, Feldsalat und – ab dem 2. Lebensjahr – Jodsalz sein.
Kohl- und Rübensorten (z.B. Kraut, Weiß- oder Rotkohl bzw. Kohlrabi) verschlechtern die Aufnahme von Jod in den Körper und sollen deshalb nicht gleichzeitig mit Jodlieferanten verwendet werden.

Sind Eier empfehlenswert?

Eier zählen zu den eiweiß- und vitaminreichen Lebensmitteln. Aufgrund des sehr hohen Eiweißgehaltes soll wöchentlich maximal ein Ei in den Speiseplan aufgenommen werden. Sie können nach dem 6. Monat ein zerdrücktes, hartgekochtes Ei zu einem fleischfreien Gemüsebrei geben.

Eier, auch Dotter (Eigelb), lösen relativ häufig Allergien aus, sodass früher auch das Eigelb erst ab dem 2. Lebensjahr empfohlen wurde.
Auch wurde geraten, beim ☞ Umstieg auf Familienkost anfangs nur eifreie Teigwaren zu verwenden. Mittlerweile wird dies – vor allem beim nicht ☞ allergiegefährdeten Kind – nicht mehr so eng gesehen. Achten Sie nach der Gabe von Ei auf evtl. Anzeichen einer Allergie, z.B. Hautrötungen.

Fette

Nahrungsfette sind unsere kompaktesten Energieträger. Sie sind wichtig für das Wachstum und versorgen den Körper mit den fettlöslichen Vitaminen A, E, D und K.

Welches Öl soll ich verwenden?

Ist das Kind eher hungrig und ist im Mittagsgläschen kein Öl enthalten (☞ Zutatenliste), können Sie (pro Tag oder Mittagsmahlzeit) 2 TL Öl zufügen. Die Zugabe erfolgt direkt vor der Mahlzeit, denn das Öl soll nicht unnötig erwärmt werden. Auch selbstgefertigte Breie sollen ab dem 7. Monat je 200 g etwa 2 TL Fett enthalten.

Geeignete Ölsorten sind vor allem Rapsöl (evtl. auch Maiskeim- oder Sonnenblumenöl). Diese enthalten wichtige „ungesättigte" Fettsäuren (z. B. Linolsäure), die der Körper für das Zellwachstum braucht. Butter wird meist erst mit Beginn der Familienkost auf dem Brot angeboten.

Kaltgepresste Öle werden wegen der darin enthaltenen natürlichen Aromastoffe der Ölfrüchte und der Schwermetalle (aus Boden und Luft) erst nach dem 12. Lebensmonat empfohlen.
Es sollten in den ersten Beikostmonaten nur raffinierte Öle verwendet werden, auch wenn sie leider nicht in BIO-Qualität zur Verfügung stehen. Wenn Sie jedoch die Wahl haben zwischen einem kaltgepressten BIO-Rapsöl oder einem warmgepressten Sonnenblumenöl, ist das Rapsöl vorzuziehen.
Nach dem 12. Monat können Sie auf ein biologisches, kaltgepresstes oder mild gedämpftes Öl wechseln.

ALLERGIEN UND SYMPTOME

Woran kann ich eine mögliche Allergie erkennen?

Es ist nicht einfach, den Zusammenhang zwischen Nahrung und Reaktion herzustellen, denn es gibt bei den Allergien unterschiedlich lange Reaktionszeiten.
Sofortreaktionen treten schon wenige Minuten bis Stunden nach der Einnahme des Lebensmittels auf. Verzögerte allergische Reaktionen brauchen bis zu 72 Stunden von der Mahlzeit bis zum Auftreten der Beschwerden.

Oft sind einzelne Lebensmittel nur schwer als Auslöser zu erkennen. Unterstützend bei der Diagnose helfen dann ein „Essenstagebuch" bzw. Anmerkungen im ☞ Beikostplan.
Dabei werden in einem Kalender mit Stundeneinteilung auffällige Reaktionen des Kindes den aufgenommenen Speisen und Getränken gegenübergestellt (☞ Seite 176).

Häufige Allergiesymptome im Säuglingsalter

- **Verdauungsbeschwerden:** Bauchschmerzen, ☞ Blähungen, ☞ Durchfall, Erbrechen, manchmal auch zusätzlich verschleimter Stuhl.

- **Hautveränderungen:** Ekzem oder eine juckende Rötung der Haut (z. B. Neurodermitis) an besonders empfindlichen Stellen (z. B. in den Ellenbeugen) oder auf dem gesamten Körper; Schwellungen und Brennen an Lippen, Zunge und Hals.

Nicht jede Verdauungsstörung ist gleich eine allergische Reaktion, nicht jeder Hautausschlag das Zeichen einer Allergie. Gehen Sie daher auf keinen Fall von vornherein davon aus, dass es sich um eine Allergie handelt.
Speziell bei Neurodermitis steckt manchmal nicht primär eine Lebensmittelallergie dahinter, und es kann bei starken Einschränkungen der Nahrungsmittelauswahl zu einer unzureichenden Versorgung des Kindes mit Nährstoffen kommen.

- **Reaktionen der Atemwege** (Husten, Asthma) sowie Niesen, Schnupfen und Schwellungen der Nase können zwar seltener, aber ebenfalls auftreten.

Neben der Erfragung der Krankenvorgeschichte und Auswertung eines Allergie-Tagebuches kann die Ärztin anhand verschiedener Testverfahren allergische Reaktionen im Blut (RAST-Test) oder auf der Haut (Pricktest) feststellen. Mit einem positiven Haut- oder Bluttest ist eine Allergie jedoch noch nicht eindeutig nachgewiesen!

Nur durch Weglassen des verdächtigen Lebensmittels (Eliminationsdiät) und der anschließenden Wiedereinführung (Provokation) lässt sich eine Lebensmittelallergie gesichert feststellen!

Führen Sie bitte derartige Ernährungsumstellungen immer nur auf Anweisung Ihrer Ärztin und in Begleitung durch eine Ernährungsfachkraft durch (☞ Adressverzeichnis, Seite 159).

Lassen Sie von einem auf Allergien spezialisierten Kinderärztin oder einer Allergologin eine gründliche Diagnose stellen.

Treten bei der Gabe einer bestimmten Beikost **sofort starke allergische Reaktionen auf,** darf dieses Lebensmittel nur unter ärztlicher Aufsicht ein 2. Mal gegeben werden.
Es besteht die Gefahr einer schockartigen Reaktion des Kindes. Diese ist zwar sehr selten, aber gefährlich, weil sie Atemtätigkeit und Herzfunktion beeinträchtigen kann.

Mein Kind hat eine Allergie auf Kuhmilch

Wenn die Allergologin ein Allergie auf Kuhmilcheiweiß festgestellt hat, müssen verschiedene Maßnahmen beachtet werden. Bei gestillten Kindern muss die Mutter eventuell Milchprodukte in ihrer Ernährung nach Anleitung einer Ärztin oder einer Ernährungsfachkraft ca. ein halbes Jahr bis ein Jahr lang meiden und ersetzen.

Die in der Muttermilch in Spuren enthaltenen Lebensmittel-Bausteine können eine ☞ „Muttermilchunverträglichkeit" hervorrufen. Wird das Kind bereits mit der Flasche gefüttert, darf weder herkömmliche Säuglingsmilchnahrung (☞ PRE, 1er, 2er) noch ☞ HA-Nahrung gegeben werden. Man verwendet in diesem Fall sogenannte ☞ **Semi-Elementar-Nahrungen**.
Vorsorgend sollten Sie für (unerwartete) Ausnahmesituationen immer passende Nahrung bereithalten, egal ob es sich um Ausflüge oder Krankenhausaufenthalte handelt.

Kinderärzte empfehlen statt Semi-Elementar-Nahrung nur dann eine milchfreie ☞ Soja-Nahrung, wenn das Kind die Semi-Elementar-Nahrung komplett verweigert.
Eine Absprache mit der Kinderärztin ist unbedingt erforderlich!

Als Getreidebrei hat sich neben milchfreien Getreidebreien auch der gluten-, milch- und sojafreie Spezialbrei *„Sinlac"* (Nestlé) bewährt, der entweder mit Spezialnahrung, Obst, Gemüse oder – wie das eine Mutter einer 14-monatigen Neurodermitikerin als Notlösung herausfand – mit Reismilch zubereitet werden kann. Reismilch ist allerdings kein richtiger Milchersatz und sollte nur als Ergänzung zur Muttermilch oder Semi-Elementar-Nahrung verwendet werden.

Einige Eltern greifen statt zu Soja-Nahrungen oder Semi-Elementar-Nahrung gerne zu abgekochter, verdünnter ☞ Schaf- oder ☞ Ziegenmilch. Für den

Säugling sind diese jedoch noch zu unausgewogen!
Wenn Kinder auf den Eiweißanteil Casein reagieren, der in allen Milchsorten ähnlich ist, darf keinerlei tierische Milch gegeben werden. Ist das nicht der Fall, sind Ziegen- oder Schafmilch im Kleinkindalter (ab einem Jahr) als Kuhmilchersatz geeignet.

Eine spezielle Säuglingsziegenmilch, der allerdings keine Folsäure zugesetzt ist, ist von der Firma Holle erhältlich. Einige Fachgremien sprechen sich jedoch gegen die Verwendung von Ziegen- oder Schafmilch beim kuhmilchallergischen Kind aus. Klären Sie diese Frage zuvor mit Ihrer Kinderärztin!

Ein beruhigender Hinweis
Allergien, die im Säuglings- oder Kleinkindalter auftreten, gehen häufig wieder zurück, wenn das Kind eine Zeit lang ohne den Allergieauslöser ernährt wird. Sie müssen dazu jedoch den Auslöser über einen längeren Zeitraum konsequent meiden.

Nähere Informationen erhalten Sie an meinem Beratungstelefon, bei Ärztinnen und Ernährungsfachkräften, sowie div. Organisationen, z. B. der ÖGAST und dem DAAB (☞ Adressverzeichnis).

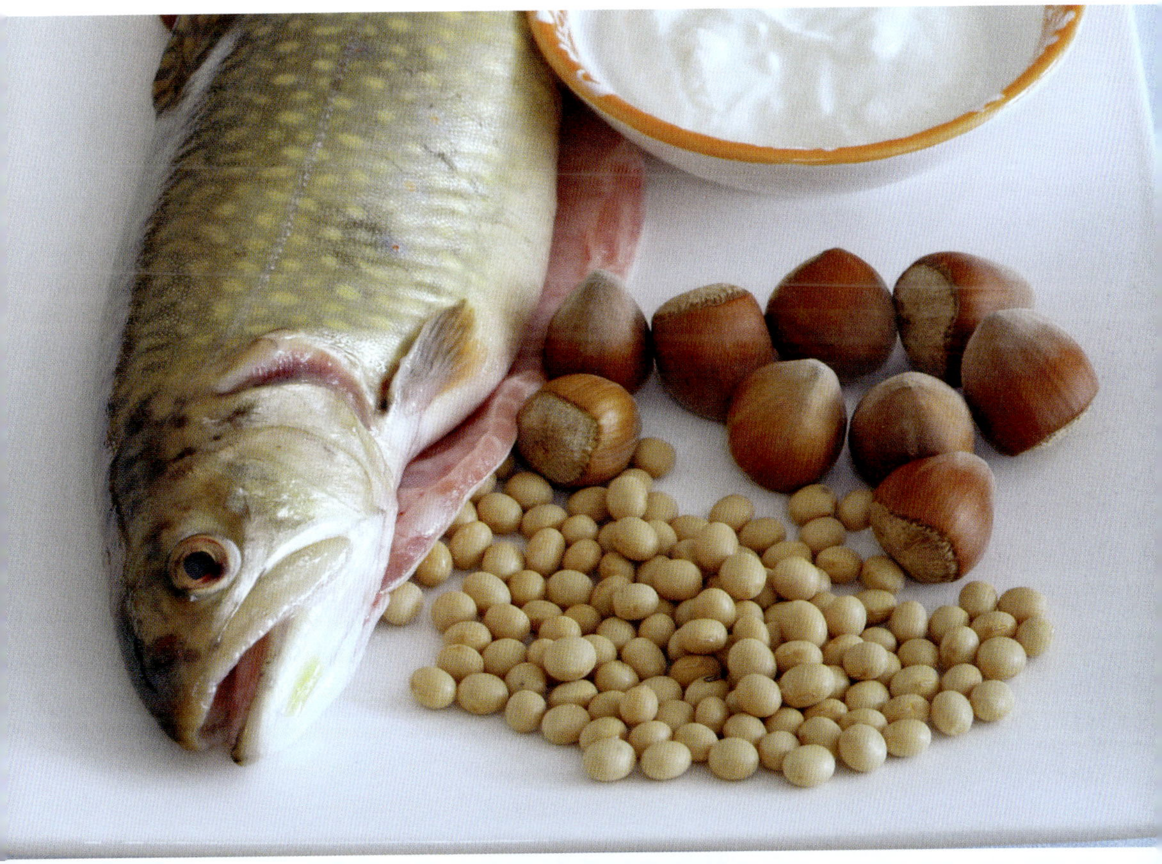

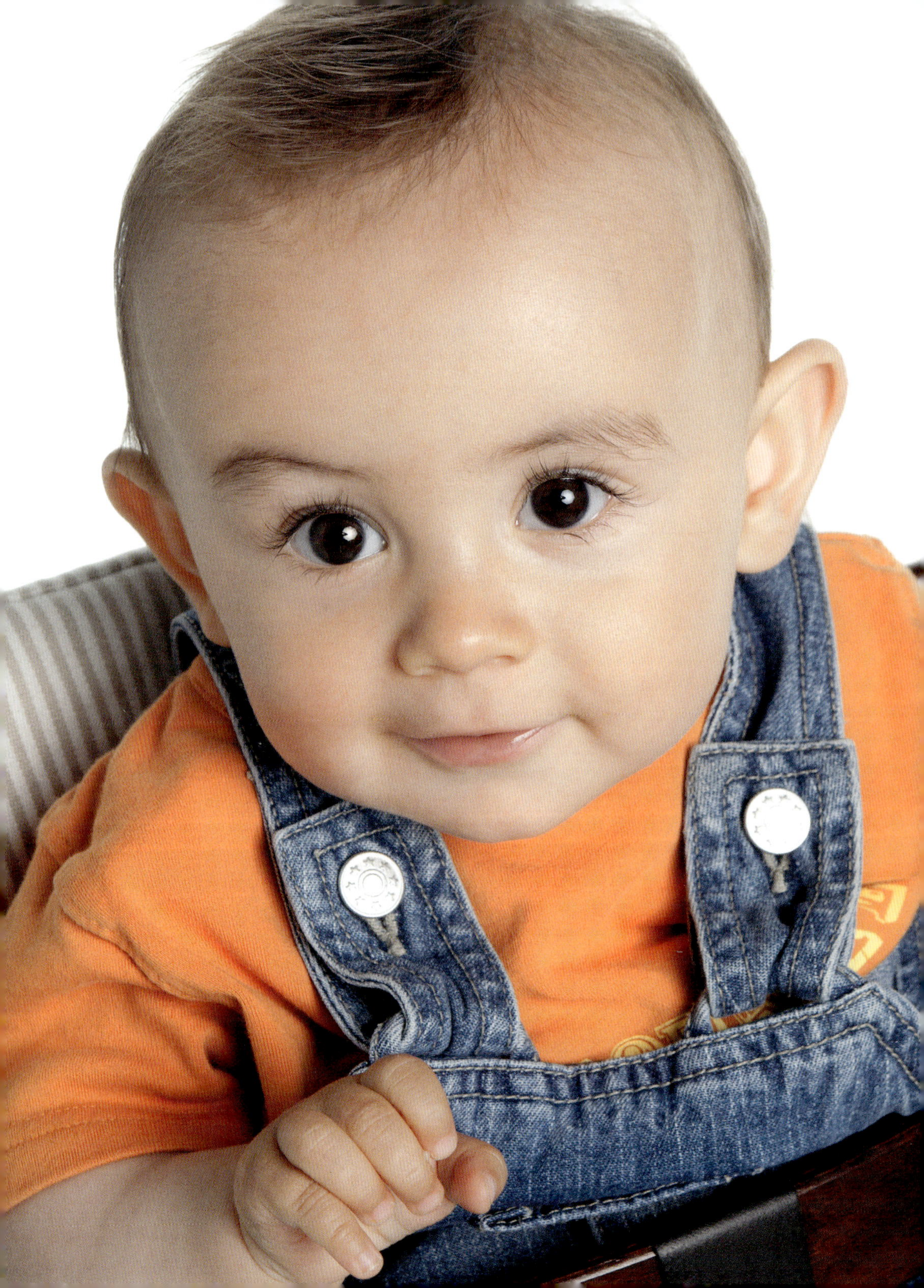

FAMILIENKOST FÜR KLEINE LEUTE

Pluspunkte im 2. Lebensjahr

Im Kleinkindalter (2. bis 6. Lebensjahr) wird Ihr Kind viel Neues kennenlernen und auch neue Gerichte ausprobieren. Nutzen Sie die Chance, in diesem Alter die Weichen für eine gesunde Ernährung zu stellen. Folgende Punkte sollten Sie im 2. Lebensjahr beachten:

• Bleiben Sie noch bei einfacher Kost! Immer wieder stößt man auf Eltern, die voller Stolz erzählen, was ihr Kind schon alles ausprobiert hat – Chips, Hamburger, ja sogar schon Überraschungseier! Lassen Sie sich von solchen Meldungen nicht zum „Gleichziehen“ verleiten, sondern vertrauen Sie Ihrem Wissen und Ihrem Instinkt!

• Gegen Ende des 1. Lebensjahres können viele Kinder schon selbständig aus einer (Schnabel)tasse trinken. Bieten Sie laufend für das Kind gut sichtbar ☞ Getränke an, denn Ihr Kind braucht jetzt etwas mehr Flüssigkeit und ist durch sein Spiel und die Erforschung der Welt wahrlich abgelenkt.

• Meiden Sie weiterhin allzu fettreiche Lebensmittel (z. B. Bratwurst, Mayonnaise) bzw. gebratene oder frittierte Speisen, blähende Gemüsesorten (z. B. Linsen, Bohnen, verschiedene Kohlarten) und stark gewürzte, gesäuerte oder gesalzene Speisen (☞ Rohschinken, Fertigsalate bzw. -saucen, gewürzte Fertiggerichte, Dosengemüse).

• Behalten Sie auch in Erinnerung, dass noch im 2. Lebensjahr rohes ☞ Getreide (z. B. herkömmliche Müsliflocken) eine zu große Belastung für den kindlichen Darm darstellt.

Nähere Informationen zur Ernährung im Kleinkind- und Vorschulalter finden Sie in meinem Buch *„Essen und Trinken im Kleinkindalter“*. Dort erfahren Sie die richtige Zusammenstellung der Nahrung aus allen Lebensmittelgruppen und erhalten praxisnahe Angaben, z. B. *„in Kinderhandvoll“*.
Für die praktische Umsetzung bieten wir Ihnen Tipps und Rezepte in *„Pfiffige Rezepte für kleine und große Leute“ (☞ weiterführende Literatur)*. Beide Bücher sind bei unserem Verlag unter **www.hanreich-verlag.at** erhältlich.

Ich hoffe, das vorliegende Buch konnte alle Ihre Fragen zum Thema „Säuglingsernährung“ beantworten. Sollten Sie dennoch welche zur Ernährung Ihres Kindes auf dem Herzen haben, nutzen Sie aus Österreich mein **Beratungstelefon +43 1 5042829 (☞ Seite 176).**

Ich wünsche Ihnen von ganzem Herzen viel Erfolg beim Anwenden des neu erworbenen Wissens und viel Freude an der Entwicklung Ihres Kindes.

Ihre

Ingeborg Hanreich

ABKÜRZUNGEN

AR	Antireflux
BSE	Bovine Spongiforme Enzephalopathie (Rinderwahn)
EL	Esslöffel
g	Gramm
HA	hypoantigen bzw. hypoallergen
IBCLC	International Board of Certified Lactation Consultant, Stillberaterin
l, ml	Liter, Milliliter
MM	Muttermilch
SM	Säuglingsmilch
TL	Teelöffel
PKU	Phenylketonurie (Stoffwechselerkrankung)
w.o.	wie oberhalb
WHO	World Health Organisation (Weltgesundheitsorganisation)

ZUM NACHLESEN

Der Internationale Kodex für die Vermarktung von Muttermilchersatzprodukten der WHO: www.ibfan.org/german/resource/who/fullcode-de.html

Richtlinie 2006/141/EG der Kommission vom 22. Dezember 2006 über Säuglingsanfangsnahrung und Folgenahrung und zur Änderung der Richtlinie 1999/21/EG: www.eur-lex.europa.eu/LexUriServ/LexUri_Serv.do?uri=OJ:L:2006:401:0001:0033:DE:PDF

68. Verordnung der Bundesministerin für Gesundheit, Familie und Jugend über Säuglingsnahrung und Folgenahrung – BGBl. I Nr. 13/2006 idF: BGBl. I Nr. 121/2008 zuletzt geändert mit BGBl. I Nr. 52/2009 – ausgegeben am 17. Juni 2009: www.lmsvg.net/component/option,com_docman/task,doc_details/gid,43/

Verordnung (EG) Nr. 1924/2006 vom 20. Dezember 2006 über nährwert- und gesundheitsbezogene Angaben über Lebensmittel „Health-Claims-Verordnung" IdF: 109/2008 zuletzt berichtigt mit L 198/87 vom 30. Juli 2009: www.lmsvg.net/component/option,com_docman/task,doc_details/gid,197/

S3 Leitlinie Allergieprävention 03/2009 – AWMF-Reg.-Nr. 061/016 Allergieprävention: www.uni-duesseldorf.de/AWMF/ll/061-016.htm

WEITERFÜHRENDE LITERATUR

Stillzeit

„Essen und Trinken – Kinderwunsch, Schwangerschaft und Stillzeit"
(1. Auflage), Ingeborg Hanreich
Verlag I. Hanreich 2006
ISBN 978-3-901518-07-2
€ 16,50 (D, A) / CHF 30,– UVP

„Essen und Trinken in der Stillzeit"
(1. Auflage), Ingbeorg Hanreich
Verlag I. Hanreich 2014
ISBN 978-3-901518-23-2
€ 4,90 (D, A) / CHF 8,50,– UVP

„Arzneimittelverordnung in Schwangerschaft und Stillzeit"
(8. Auflage), Ch. Schaefer et al.
Urban & Fischer 2011
ISBN 978-3-437-21203-1
€ 79,99 (D) / € 82,30 (A) / CHF 108,–

Stillen & Stillprobleme

„Stillen"
Márta Guóth-Gumberger und Elizabeth Hormann
GU 2014
ISBN 978-3-8338-0420-3
€ 12,99 (D) / € 13,40 (A) /CHF 19,50 UVP

„Das Handbuch für die stillende Mutter"
Hanna Neuenschwander
La Leche Liga Schweiz Verlag 2010
ISBN 978-3-906675-02-2
€ 24,90 (D) / € 21,90 (A) / CHF 24,– UVP

Säuglingsernährung

„Gläschen-Übersicht"
(1. Auflage 3/2013), Ingeborg Hanreich
Verlag I. Hanreich 2013
ISBN 978-3-901518-21-8
€ 4,90 (D, A) / CHF 8,50 UVP

„Rezepte und Tipps für Babys Beikost" (8. Auflage),
Ingeborg Hanreich und Britta Macho
Verlag I. Hanreich 2014
ISBN 978-3-901518-31-7
€ 19,90 (D, A) / CHF 28,90 UVP

Kinderernährung

„Essen und Trinken im Kleinkindalter"
(6. Auflage), Ingeborg Hanreich
Verlag I. Hanreich 2014
ISBN 978-3-901518-09-6
€ 19,90 (D, A) / CHF 28,90 UVP

„Pfiffige Rezepte für kleine und große Leute" (4. Auflage)
Ingeborg Hanreich und Britta Macho
Verlag I. Hanreich 2011
ISBN 978-3-901518-13-3,
€ 19,90 (D, A) / CHF 28,90 UVP

„Coole Rezepte für Jausen, Pausen und Feste" (2. Auflage)
Ingeborg Hanreich und Britta Macho
Verlag I. Hanreich 2011
ISBN 978-3-901518-14-0
€ 19,90 (D, A) / CHF 28,90 UVP

Allergie

„Lebensmittelallergie und Neurodermitis – Was darf mein Kind essen?“
(3. Auflage), Ute Körner
aid Infodienst 2013
ISBN 978-3-88749-241-0
€ 3,00 (D) / € 3,10 (A) / CHF 4,90 UVP

„Essen und Trinken bei Lebensmittelallergien“
(4. Auflage), DGE-infothek 2012
ISBN 978-3-88749-204-5
€ 1,00 (D) / € 1,10 (A) / CHF 1,50 UVP

„Allergien vorbeugen“ (2. Auflage),
Christiane Schäfer und Imke Reese
Systemed 2011
ISBN 978-3-927372-50-4
€ 14,95 (D) / € 15,40 (A)

Lebensmittelkunde

„Joghurt, Käse, Rahm & Co – Gesundes aus Milch selbst gemacht“
(1. Auflage), Liselotte und Ingeborg Hanreich, Stocker Verlag 2010
ISBN 978-3-7020-1264-9
€ 16,90 (D, A) / CHF 25,90 UVP

ADRESSVERZEICHNIS

Buchbestellungen Verlag I. Hanreich

Verlag • Beratung • Information
Mag. Ingeborg Hanreich, IBCLC
Esterhazygasse 7/2, A-1060 Wien
Tel.: (+43 1) 504 28 29-1
Fax: (+43 1) 504 28 29-4
E-Mail: bestellung@hanreich-verlag.at
Internet: www.hanreich-verlag.at

Vereine, Verbände und Selbsthilfegruppen

Allergie

Deutschland

Arbeitsgemeinschaft
Allergiekrankes Kind e.V. (AAK)
Herborn
Tel.: (+49 2772) 92 87-0
Internet: www.aak.de

Deutscher Allergie- und
Asthmabund e.V. (DAAB)
Mönchengladbach
Tel.: (+49 2166) 64 78 820
Internet: www.daab.de

Kindernetzwerk e.V.*
Hanauer Straße 15
Aschaffenburg
Tel.: (+49 6021) 120 30
Internet: www.kindernetzwerk.de

*Ist eine vernetzende Institution für betroffene Eltern von Kindern und Jugendlichen mit chronischen Erkrankungen, Entwicklungsstörungen und Behinderungen.

pina e.V.
Lübeck
Tel.: (+49 451) 500 2550
pina-Infoline: (+49 1) 805 05 22 51*
Mo – Fr: 9.30 – 12.00 Uhr
Internet: www.pina-infoline.de

*Ist eine Initiative für ein Leben ohne Allergie und Asthma, kostenpflichtige Infoline (12 Cent/Min.).

Weitere Informationen unter:
www.allergie-experten.de
www.allum.de und
www.forum.allergienvorbeugen.de

Österreich

Österreichische Lungenunion
Wien
Tel.: (+43 1) 330 42 86
Internet: www.lungenunion.at

Schweiz

aha! Allergiezentrum Schweiz
Bern
Tel.: (+41 31) 359 90 00
Internet: www.ahaswiss.ch
aha! infoline: (+41 31) 359 90 50
Mo – Fr: 8.30 – 12.00 Uhr

Lungenliga Schweiz
Bern
Tel.: (+41 31) 378 20 50
Internet: www.lungenliga.ch
Lungentelefon: (0800) 40 48 00
Di von 17.00 – 19.00 Uhr

Biologische Lebensmittel – Information (z. B. Saisonkalender) und Anbieter

Deutschland
Bioland e.V.
Mainz
Tel.: (+49 6131) 239 79-0
Internet: www.bioland.de

Weitere Informationen unter:
www.naturkost.de und
www.was-wir-essen.de

Österreich
Bundesministerium für Land- und Forstwirtschaft, Umwelt und Wasserwirtschaft (BMLFUW)
Wien
Tel.: (+43 1) 711 00-0
Internet: bmlfuw.gv.at/land/bio-lw/Bio_Broschuere.html

Verband österreichischer Umweltberatungsstellen
Wien
Service-Tel. Wien: (+43 1) 803 32 32
Internet: www.umweltberatung.at

Weitere Informationen unter:
www.bioinfo.at

Schweiz
Bio Suisse
Basel
Tel.: (+41 61) 204 66 66
Internet: www.bio-suisse.ch

Verein bionetz.ch
Langenthal
Tel.: (+41 62) 965 39 70
Internet: www.bionetz.ch

Weitere Informationen unter:
www.coop.ch

Südtirol
Bioland Verband Südtirol
Terlan
Tel.: (+39 471) 25 69 77
Internet: www.bioland-suedtirol.it

Ernährungsinformationen für Mutter und Kind

Deutschland
aid infodienst – Ernährung, Landwirtschaft, Verbraucherschutz e.V. (aid)
Bonn
Tel.: (+49 228) 84 99-0
Service-Tel.: (+49 180) 384 99 00*
Internet: www.aid.de

*KostenpflichtigeSeviceline (9 Cent/Min.)

Bundeszentrale für gesundheitliche Aufklärung (BZgA)
Köln
Tel.: (+49 221) 89 92-0
Internet: www.kindergesundheit-info.de

Deutsche Gesellschaft für Ernährung e.V. (DGE)
Bonn
Tel.: (+49 228) 37 76-600
Internet: www.dge.de

Forschungsinstitut für Kinderernährung (FKE)
Dortmund
Tel.: (+49 231) 79 22 10-0
Internet: www.fke-do.de

Verband der Diätassistenten – Deutscher Bundesverband e.V. (VDD)
Essen
Tel.: (+49 201) 946 85 37-0
E-Mail: vdd@vdd.de
Internet: www.vdd.de

Verband der Oecotrophologen e.V. (VDOE)
Bonn
Tel.: (+49 228) 289 22-0
Internet: www.vdoe.de

Österreich
Verband der Ernährungswissenschafter Österreich (VEÖ)
Wien
Tel.: (+43 01) 333 39 81
Internet: www.veoe.org

Verband der Diaetologen Österreichs
Wien
Tel.: (+43 1) 602 79 60
www.diaetologen.at

Österreichische Gesellschaft für Ernährung (ÖGE)
Wien
Tel.: (+43 1) 714 71 93
Internet: www.oege.at

Schweiz
Schweizerische Gesellschaft für Ernährung (SGE)
Bern
Tel.: (+41 31) 385 00 00
Internet: www.sge-ssn.ch

Neurodermitis

Deutschland
Bundesverband Neurodermitiskranker in Deutschland e.V.
Boppard
Tel.: (+49 6742) 871 30
Internet: www.neurodermitis.net

Deutscher Neurodermitis Bund e.V. (DNB)
Hamburg
Tel.: (+49 40) 23 07 44
Internet: www.neurodermitis-bund.de

Österreich
Informationen und Selbsthilfegruppen finden Sie unter: www.netdoktor.at/health_center/neurodermitis/

ATOP – Selbsthilfegruppe für Neurodermitis, Bartgasse 7-9, 1030 Wien

Schweiz
aha! Schweizerisches Zentrum für Allergie, Haut und Asthma
Bern
Tel.: (+41 31) 359 90 50
Internet: www.ahaswiss.ch

Weitere Informationen erhalten Sie unter: www.neurodermitis.ch

Stillberatung

Deutschland
Berufsverband Deutscher Laktationsberaterinnen IBCLC e.V. (BDL)
Laatzen
Tel.: (+49 511) 87 64 98 60
Internet: www.bdl-stillen.de

Deutscher Hebammenverband e.V.
Karlsruhe
Tel.: (+49 721) 981 89-0
Internet: www.hebammenverband.de

Bund freiberuflicher Hebammen Deutschlands e.V. (BfHD)
Frankfurt am Main
Tel.: (+49 69) 79 53 49 71
Internet: www.bfhd.de

Arbeitsgemeinschaft Freier Stillgruppen AFS e.V.
Bonn
Tel.: (+49 228) 350 38 71
Internet: www.afs-stillen.de

La Leche Liga Deutschland e.V.
Tel.: (+49 22 41) 145 39 96
Infoline: (+49 22 41) 123 24 04
Internet: www.lalecheliga.de

Weitere Informationen finden Sie unter: www.stillkinder.de

Österreich

Verband der Still- und Laktationsberaterinnen Österreichs IBCLC (VSLÖ)
Biedermannsdorf
Tel.: (+43 2236) 723 36
Internet: www.stillen.at

La Leche Liga Österreich (LLL)
Wien
Tel.: (+43 650) 871 2186
Internet: www.lalecheliga.at

Österreichisches Hebammen-Gremium (ÖGH)
Wien
Tel.: (+43 1) 71 72 81 63
Internet: www.hebammen.at

Hebammenzentrum – Verein freier Hebammen
Wien
Tel.: (+43 1) 408 80 22
Internet: www.hebammenzentrum.at

Schweiz

Berufsverband Schweizerischer Stillberaterinnen IBCLC (BSS)
Bern
Tel.: (+41 41) 671 01 73
Internet: www.stillen.ch

Schweizerischer Hebammenverband
Bern
Tel.: (+41 31) 332 63 40
Internet: www.hebamme.ch

La Leche League Schweiz (LLLCH)
Zürich
Tel.: (+41 44) 940 10 12
Internet: www.stillberatung.ch

Schweizerische Stiftung zur Förderung des Stillens
Bern
Tel.: (+41 31) 381 49 66
Internet: www.allaiter.ch

Schweizerischer Verband der Mütterberaterinnen (SVM)
Zofingen
Tel.: (+41 62) 511 20 11
Di von 8.30 – 11.30 & 13.30 – 16.00 Uhr
Internet: www.sf-mvb.ch

Südtirol

Verband der Still- und Laktationsberaterinnen Südtirols IBCLC (VSLS)
Neumarkt
Internet: www.stillen.it

La Leche League Italia (LLL)
Milano
Tel.: (+39 199) 43 23 26
Internet: www.lllitalia.org

Kollegium der Hebammen der Provinz Bozen
Bozen
Tel.: (+39 471) 28 06 47
Internet: www.hebammen.bz.it

Schrei-, Schlaf- und Fütterungsstörungen

Deutschland
Informationen finden Sie unter:
www.schreibaby.de und
www.trostreich.de

Schweiz
Verein Schreibabyhilfe
Oberglatt
Tel.: (+41 44) 850 75 23
Internet: www.schreibabyhilfe.ch

Gesellschaft für seelische Gesundheit in der Frühen Kindheit e.V. (GAIMH)
Marie Meierhofer-Institut für das Kind
Zürich
Tel.: (+41 44) 205 52 20
Internet: www.gaimh.de

Stoffwechselstörungen

Deutschland
Galaktosämie Initiative Deutschland e.V. (GaLID)
Owschlag
Tel.: (+49 172) 925 14 71
Internet: www.galid.de

Deutsche Interessensgemeinschaft PKU und verwandte Stoffwechselstörungen e.V. (DIG-PKU)
Fürth
Tel.: (+49 911) 979 10 34
Internet: www.dig-pku.de

Deutsche Zöliakie Gesellschaft e.V. (DZG)
Stuttgart
Tel.: (+49 711) 45 99 81-0
Internet: www.dzg-online.de

Selbsthilfegruppe hereditäre Fructoseintoleranz (HFI)
Moers
Internet: www.fructoseintoleranz.de

Österreich
Österreichische Gesellschaft für angeborene Stoffwechselstörungen (ÖGAST), Wr. Neudorf
Tel.: (+43 664) 424 82 82
Internet: www.oegast.at

Österreichische Arbeitsgemeinschaft Zöliakie, Wien
Tel.: (+43 1) 405 18 16
Internet: www.zoeliakie.or.at

Schweiz
Verein Galactosaemie Schweiz
Moosseedorf
Tel.: (+41 31) 85 90 445
Internet: www.galactosaemie.ch

Schweizerische IG Phenylketonurie und andere mit Eiweisseinschränkungen behandelte Stoffwechselstörungen (CHIP)
Amsoldingen
Internet: www.chip-pku.ch

IG Zöliakie der Deutschen Schweiz
Basel
Tel.: (+41 61) 271 62 17
Internet: www.zoeliakie.ch

Südtirol

Galactosaemia in Italy, Verona
Tel.: (+39 45) 53 44 83
Internet: www.galactosaemia.com

Associazione Prevenzione
Malattie Metaboliche Congenite
c/o Clinica Pediatrica, Ospedale S. Paolo, Milano
Tel.: (+39 2891) 10 62
Internet: www.apmmc.it

Südtiroler Zöliakie-Gesellschaft (AIC)
Bozen
Tel.: (+39 471) 05 16 26
Internet: www.aic.bz.it

Vergiftungsnotruf (24 h Notfallnummer)

Deutschland

(0761)	192 40	Baden-Württemberg – Freiburg
(089)	192 40	Bayern – München
(0911)	398 24 51	Bayern – Nürnberg
(030)	192 40	Brandenburg – Berlin
(0551)	192 40	Bremen – Göttingen
(0551)	192 40	Hamburg – Göttingen
(06131)	192 40	Hessen – Mainz
(0361)	73 07 30	Mecklenburg-Vorpommern – Erfurt
(0551)	192 40	Niedersachsen – Göttingen
(0228)	192 40	Nordrhein-Westfalen – Bonn
(06131)	192 40	Rheinland-Pfalz – Mainz
(06841)	192 40	Saarland – Homburg / Saar
(0361)	73 07 30	Sachsen – Erfurt
(0361)	73 07 30	Sachsen-Anhalt – Erfurt
(0551)	192 40	Schleswig-Holstein – Göttingen
(0361)	73 07 30	Thüringen – Erfurt

Österreich

(01) 406 43 43 — Vergiftuungsinformationszentrale AKH Wien

Schweiz

(01) 251 51 51 — Schweizerisches Toxikologisches Informationszentrum

Wasser für Säuglingsnahrung

Deutschland
Forum Trinkwasser e.V.
Frankfurt am Main
Tel.: (+49 69) 96 36 52-12
Internet: www.forum-trinkwasser.de

IDM – Informationszentrale
Deutsches Mineralwasser
c/o Kohl PR & Partner
Bonn
Tel.: (01805) 45 33 33 (€ 0,14/Min. aus dem dt. Festnetz)
Internet: www.mineralwasser.com

Österreich
Bundesministerium für
Gesundheit
Wien
Tel.: (+43 1) 711 00-0
BürgerInnenservice: (+43 810) 333 999
Mo – Fr: 8.00 – 12.00 Uhr
Internet: www.bmg.gv.at

Schweiz
Schweizerischer Verein des Gas- und Wasserfaches (SVGW)
Information Trinkwasser
Zürich
Tel.: (+41 44) 288 33 33
Internet: www.trinkwasser.ch

Auskunft über das örtliche Trinkwasser geben die jeweils zuständigen Wasserwerke bzw. das Gesundheitsamt.

Zahngesundheit

Deutschland
Informationsstelle für Kariesprophylaxe des Deutschen Arbeitskreises für Zahnheilkunde
Frankfurt am Main
Tel.: (+49 69) 24 70-6822
Internet: www.kariesvorbeugung.de

Aktion Zahnfreundlich e.V.
Berlin
Tel.: (+49 30) 30 12 78 85
Internet: www.zahnmaennchen.de

Österreich
ÖGK – Österreichische Gesellschaft für Kinderzahnheilkunde
Salzburg
Tel.: (+43 660) 429 48 29
Internet: www.kinderzahnheilkunde-online.at

Schweiz
Aktion Zahnfreundlich
Basel
Tel.: (+41 61) 273 77 05
Internet: www.zahnfreundlich.ch

STICHWORTVERZEICHNIS

E

F

G

H

FÜR MUTTER, BABY UND FAMILIE

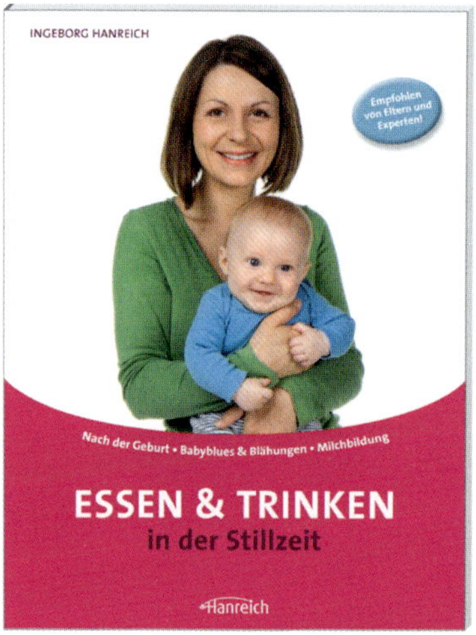

Die Ernährungsbroschüre über die **Ernährung in der Stillzeit** spannt den Bogen von Grundlagen zur Ernährung über die Maßnahmen nach der Geburt bis hin zu **Babyblues, Milchbildung, Blähungen & Co.**
Tipps zu den ersten Stillmahlzeiten, zur Ernährung in der Stillzeit und zur Gewichtsreduktion nach der Stillzeit runden die Broschüre ab. (Inkl. Rezepte für Kraftsuppe und Energiekugeln.)

48 Seiten, 4 Abb. in Farbe
1. Auflage 2014
ISBN 978-3-901518-23-2
€ 4,90 (D, A) / CHF 8,50

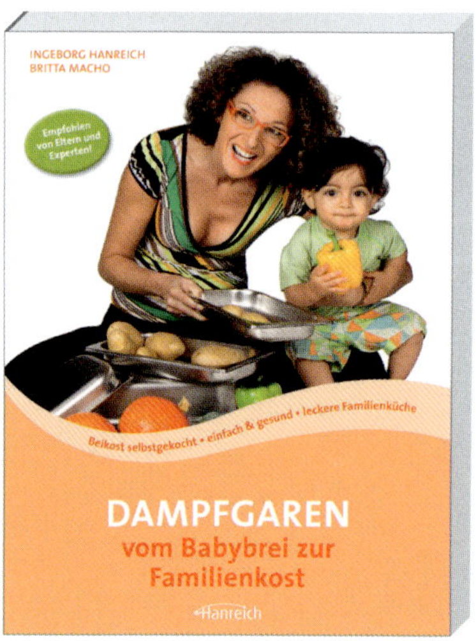

Nicht nur **eine Frage des guten Geschmacks**, sondern auch der gesunden Küche – Dampfgaren.
Ob **Sterilisieren von Babyfläschchen** oder **Breizubereitung**, ob **Familienrezepte für Fleischtiger, Seemänner, Süßspechte oder Pflanzenliebhaber**, wir verraten wie's geht.
Inklusive Tabellen zur Temperaturwahl und Tipps für den Geräteeinkauf.

112 Seiten, 43 Abb. in Farbe
1. Auflage 2012
ISBN 978-3-901518-17-1
€ 14,90 (D, A) / CHF 21,90

Näheres: **www.hanreich-verlag.at**

BEIKOST UND UMSTIEG ZUR FAMILIENKOST

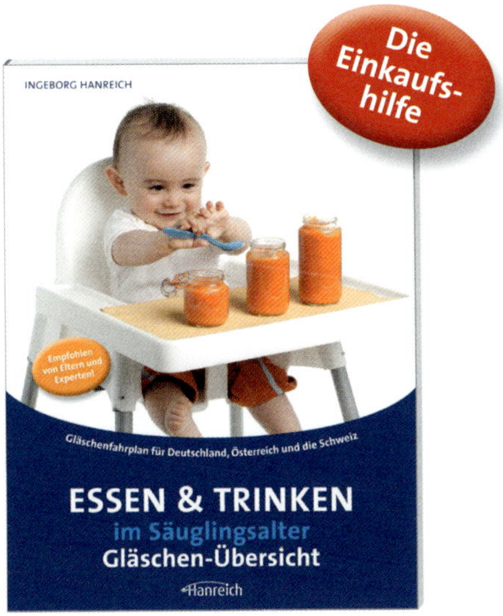

Ergänzend zu dem vorliegenden Band habe ich die Marktsituation an **Babybreien und Gläschchenkost in Deutschland, Österreich und der Schweiz** erhoben.
Sie folgen dem **stufenweisen Aufbau** der beispielhaften Beikostanleitung.
Die Gläschchen-Übersicht kann auch ergänzend zu „Rezepte und Tipps für Babys Beikost" eingesetzt werden, wenn **Gläschen unterwegs** gegeben werden.

48 Seiten, 3 Abb. in Farbe
2. Auflage 2013
ISBN 978-3-901518-21-8
€ 4,90 (D, A) / CHF 8,50

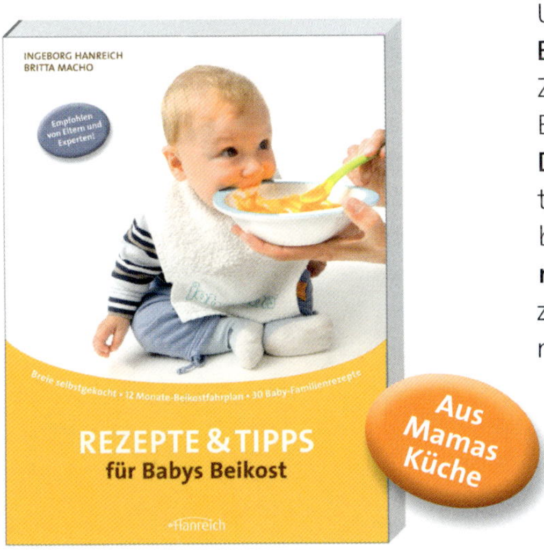

Unser Praxisbuch zum **Kochen der Beikost** gibt einfache Anleitung zur Zubereitung erster Babybreie und der Babymenüs **für den Familientisch.**
Der Beikostfahrplan mit Rezepten unterstützt Sie beim stufenweisen Aufbau des Speiseplans vom **7. bis 13. Monat.** Inklusive vieler **wertvoller Tipps** zum Selberkochen und zur Zusammenstellung der ersten Breie.

176 Seiten, 85 Abb. in Farbe
7. Auflage 2014
ISBN 978-3-901518-31-7
€ 19,90 (D, A) / CHF 28,90

Näheres: www.hanreich-verlag.at

WISSENSWERTES UND GENUSSVOLLES

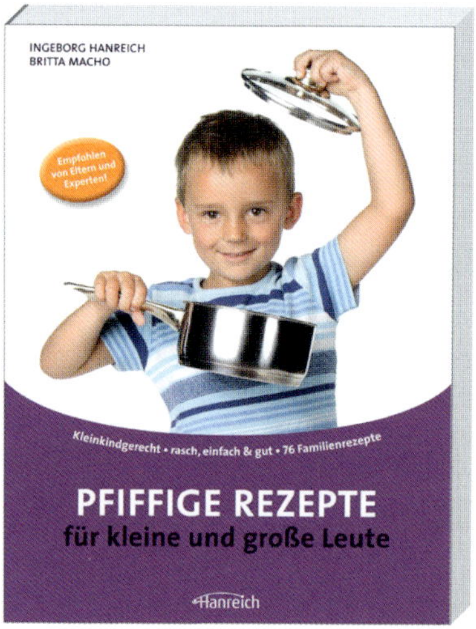

Das Praxisbuch für junge Familien mit einfach zubereitbaren, pfiffigen Rezepten und wichtigen **Tipps für Einkauf, Lagerung und Verarbeitung** von Lebensmitteln.
Mit unserer Hilfe gelingt Ihnen die **rasche Zubereitung** von 76 einfachen, kindgerechten und schmackhaften Gerichten. Traditionelle Rezepte sind ernährungswissenchaftlich optimiert. Kochneulinge und Profis schätzen die Vielfalt an Variationen.

192 Seiten, 80 Abb. in Farbe
4. Auflage 2011
ISBN 978-3-901518-13-3
€ 19,90 (D, A) / CHF 28,90

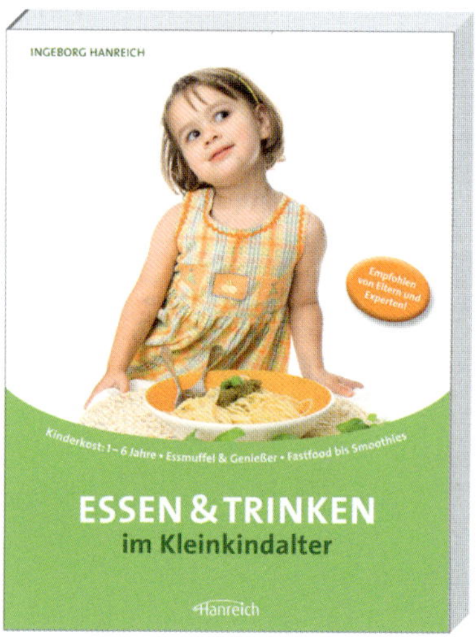

Unser Ernährungsleitfaden für Kinder von **1 bis 6 Jahren** spannt den Bogen von Fastfood bis Smoothies. Er bietet eine **praxisnahe Portionsberechnung „in Kinderhandvoll"** für alle Lebensmittelgruppen.
In unserem Ratgeber über die **Ernährung von Klein- und Vorschulkindern** erhalten Sie Antworten auf zahlreiche, häufig gestellte Elternfragen.

160 Seiten, 18 Abb. in Farbe
6. Auflage 2014
ISBN 978-3-901518-09-6
€ 19,90 (D, A) / CHF 28,90

Näheres: www.hanreich-verlag.at

BRAINFOOD UND MERKFREUDIGES

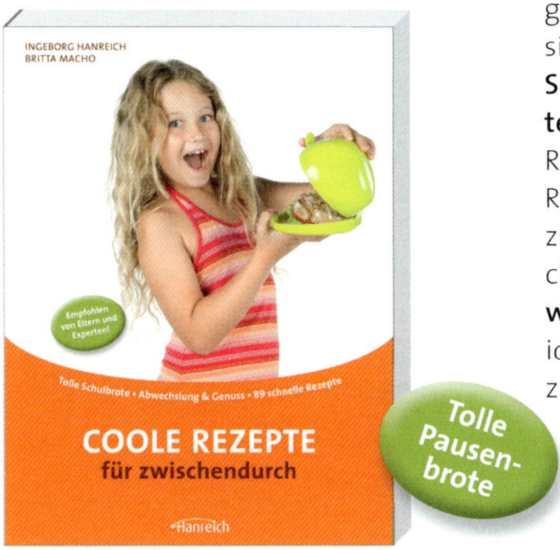

Unser Rezeptbuch für die leckere und gesunde Zwischenmahlzeit eignet sich nicht nur für die **Pause in der Schule,** sondern auch für **Kindergarten und Arbeitsplatz.**
Rasch und einfach werden köstliche Rezepte erklärt und wertvolle Tipps zur Zubereitung (z. B. zum Kettenkochen) gegeben. Weiters erfahren Sie, **was Schulkinder brauchen** und wie ideales **Brainfood** (Futter fürs Gehirn) zusammengesetzt ist.

176 Seiten, 73 Abb. in Farbe
· 2. Auflage 2011
ISBN 978-3-901518-14-0
€ 19,90 (D, A) / CHF 28,90

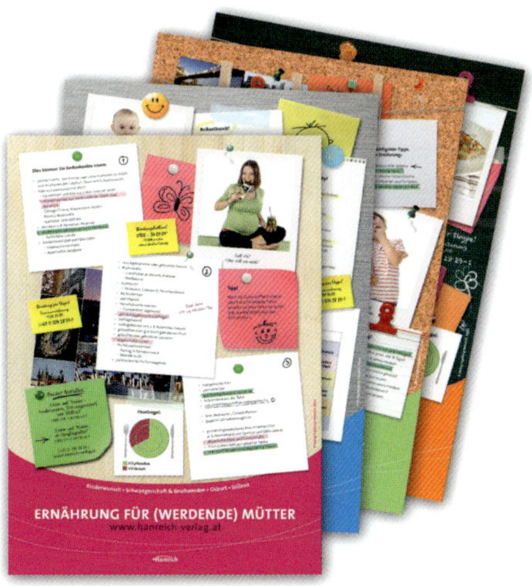

Unsere Poster für Kühlschrank oder Pinwand liefern **wertvolle Hinweise** zu folgenden 4 Themen:

Ernährung für (werdende) Mütter
Ernährung im 1. Lebensjahr
Ernährung im Kleinkindalter
Ernährung im Schulkindalter

Sie erhalten die A3-Poster direkt im Hanreich Verlag, Esterhazygasse 7/2, 1060 Wien.

einzeln: € 2,90 (D, A)
Package à 4 Stück: € 9,90 (D, A)

Näheres: www.hanreich-verlag.at

WERTVOLLES UND ENTZÜCKENDES

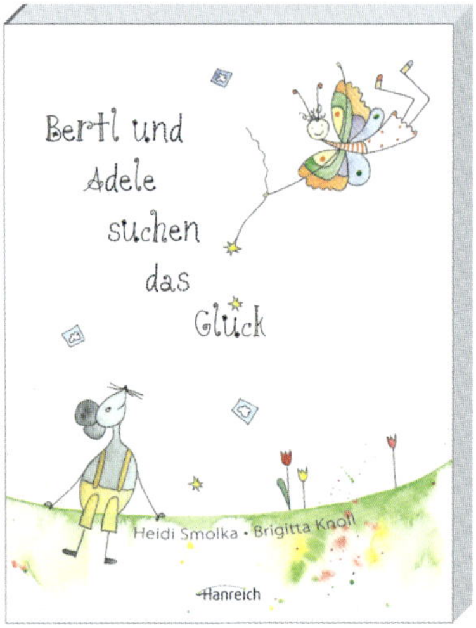

Bertl, die Maus, und Adele, der Schmetterling, wollen ihrem Freund, dem Hasen Ferdi, helfen, wieder glücklich zu sein.
So machen sie sich auf die Suche nach dem Glück. Wollt ihr wissen, was Kater Fauli und die Schnecke Schleichi ihnen dabei verraten?
Ein **interaktives Ideenbuch für kleine Glückssucher** mit fundierten Tipps aus der Glücksforschung. Und die Geschichte einer Freundschaft.

32 Seiten in Farbe
1. Auflage 2012
ISBN 978-3-901518-19-5
€ 14,90 (D, A) / CHF 21,90

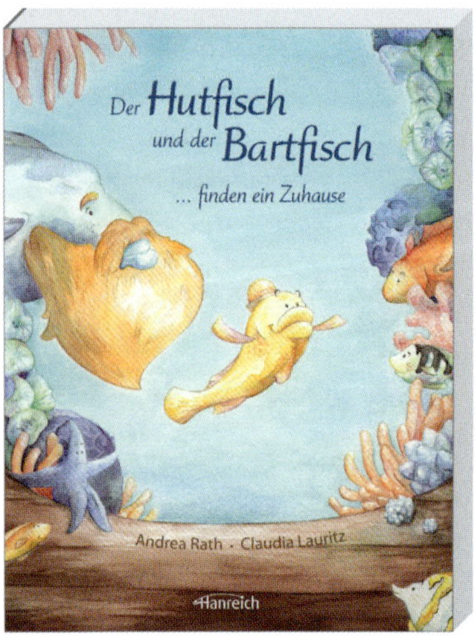

Das wunderschöne Korallenriff wird durch einen lecken Öltanker unbewohnbar. So müssen der Hutfisch und seine Freunde es verlassen. Ob unsere Fischfreunde in dem spukenden Wrack ein neues Zuhause finden?
Seht selbst, wer sich darin verbirgt und was es bringen kann, **wenn alle Freunde an einem Strang ziehen.**
Über Hilfsbereitschaft und Vertrauen.

40 Seiten in Farbe
1. Auflage 2012
ISBN 978-3-901518-18-8
€ 14,90 (D, A) / CHF 21,90

u.a.m.: **www.hanreich-verlag.at**

Mag. Ingeborg Hanreich hat 1991 das Studium der Ernährungswissenschaften an der Universität Wien abgeschlossen. Sie ist seit 2003 Stillberaterin.

Als freiberuflich tätige Expertin widmet sie sich vor allem dem Bereich der „Ernährung von Mutter und Kind".
Sie hält Seminare und Vorträge für Eltern, ElternberaterInnen, Hebammen, Säuglingsschwestern und ApothekerInnen.

Frau Mag. Hanreich war Gründungspräsidentin des Verbandes der Ernährungswissenschafter Österreichs und lange Jahre in dessen Vorstand (derzeit ist sie wiss. Beirat).
Außerdem war sie Vorstandsmitglied des „Informationskreises Kind und Ernährung" und hat jahrelang dessen Hotline betreut.

Im Jahr 1994 gründete sie den Hanreich-Verlag (vorerst als Eigenverlag, seit 2009 als gewerblichen Verlag) und publizierte bislang zwölf Werke und eine HörCD mit ihren Gedichten:

Als Coautorin hat sie im Stocker Verlag gemeinsam mit ihrer Mutter das Buch *„Joghurt, Käse, Rahm & Co"* herausgebracht und im Naturamed Verlag *„Ernährung und Gesundheit – Von anderen Kulturen essen lernen"*.

Ab Herbst 2008 war sie Lektorin an der Fachhochschule für Hebammen in Krems und Salzburg, derzeit in Wien.

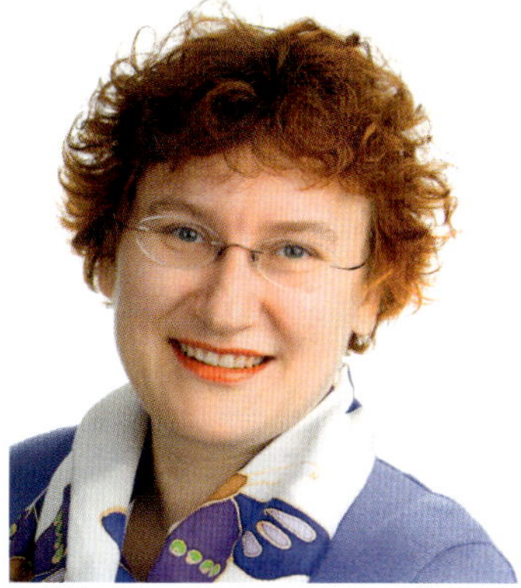

Mag. Ingeborg Hanreich
Ernährungswissenschafterin und Stillberaterin

Mit Beginn des Jahres 2010 betreute sie eine kostenpflichtige Ernährungshotline für Mutter und Kind, derzeit berät sie unte +43 1 5042829 nach vorheriger Terminvereinbarung.

Ihr Credo:
„Das Feedback von Eltern an unserer Hotline und in Seminaren sowie Anregungen unserer Leserinnen zeigen uns immer, was gerade die Herzen bewegt.

Ich schätze dieses Feedback sehr und es ist mir ein wichtiges Anliegen, unsere Bücher so aktuell wie möglich zu halten."

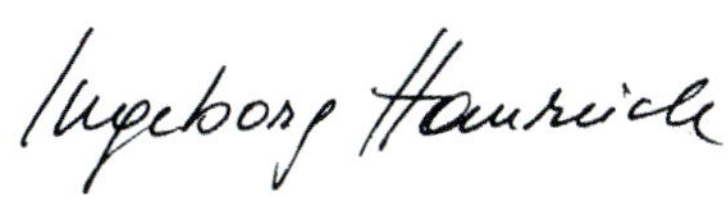

Liebe Leserinnen und Leser!

Wir freuen uns sehr, wenn wir Ihnen mit unserem Leitfaden zur Säuglingsernährung weiterhelfen konnten. **Verständnisfragen** können Sie gerne direkt an den Verlag richten:

Verlag • Beratung • Information
Mag. Ingeborg Hanreich
Esterhazygasse 7/2, A-1060 Wien
Tel.: (+43 1) 504 28 29-1
Fax: (+43 1) 504 28 29-4
E-mail: office@hanreich-verlag.at
Internet: www.hanreich-verlag.at

Anregungen und Kritik von Ihrer Seite sind uns ebenfalls gerne willkommen, denn dieses Buch ist schon dank mancher Rückmeldung verbessert und erweitert worden.

Deshalb zögern Sie nicht – rufen Sie an, mailen oder schreiben Sie uns!

Gerne nimmt sich Frau Mag. Hanreich telefonisch, per Skype oder im persönlichen Gespräch bei **Fragen, die die individuelle Situation Ihres Kindes betreffen,** für Sie Zeit.

Eventuell ist eine Dokumentation der Essgewohnheiten und der Befindlichkeit Ihres Kindes nötig.

Hier eine Gratis-Vorlage dazu:
www.hanreich-verlag.at/?id=518

Wenn Sie **einen persönlichen Beratungstermin, eine Telefon- oder Skype-Beratung** vereinbaren wollen, können Sie dies unter (+43 1) 504 28 29-1 tun.

Aktuelle Informationen hierzu finden Sie auf unserer Webpage unter:

www.hanreich-verlag.at/beratung